海外館藏中醫古籍珍善本輯存（第一編）

第四十七册

劉金柱　羅　彬　主編

保赤彙編（三）
一本堂行餘醫言（一）

廣陵書社

臨證綜合類（婦科、兒科）

保赤彙編（三）

〔清〕金玉相　輯　光緒四年刻本

附方　　閻孝忠

余家㓜稚多疾率用錢氏方訣取效如神因諸法有得于心如驚疳等錢仲陽之未悉者今見於下并以仲陽傳附卷末

小兒急慢驚古書無之惟曰陰陽癇所謂急慢驚者後世名之耳正如赤白痢之類是也陽動而速故陽病曰急驚陰靜而緩故陰病曰慢驚此陰陽虛實寒熱之別治之不可偰也急驚由有熱熱即生風又或因驚而發則目上目劄涎潮搐搦身體與口中氣皆熱及其發定或睡起即了了如故此急驚證也當其搐勢漸減時與鎮心治熱藥壹貳服

直訣中麝香圓鎮心圓抱龍圓辰砂圓及至寶丹紫雪之類候驚勢已定須臾
以藥下其痰勢直訣中利驚圓軟金丹桃枝圓之類或用大黄朴硝等藥利下
痰熱心神安寧卽愈慢驚得於大病之餘吐瀉之
後或㑀取轉致脾胃虛損風邪乘之凡小兒吐瀉不止必成慢
驚宜速治似搐而不甚搐此名瘛瘲似睡而精神慢四肢與
口中氣皆冷睡露睛或胃痛而啼哭如鵶聲此證
已危蓋脾胃虛損故也

凡小兒吐瀉當温補之余每用理中圓以温其中以
五苓散導其逆五苓散最治小兒吐連與數服兼用異功散
等温藥調理之往往便愈若已虛損當速生其胃
氣宜與附子理中圓研金液丹末煎生薑米飲調

灌之惟多服乃效（服至貳叁兩無害）候胃氣已生手足漸暖陰退陽回然猶瘈瘲即減金液丹壹貳分增青州白圓子壹貳分同研如上服以意詳之漸減金液丹加白圓子兼用異功散羌活膏温白圓鉤藤飲子之類調理至安依此治之仍頻與粥雖至危者往往死中得生拾救捌玖

金液丹治小兒吐瀉虛極最妙沈存中良方論金液丹云親見小兒吐利劇氣已絕服之復活者數人眞不妄也須多服方驗

驚風或洩瀉等諸病煩渴者皆津液內耗也不問陰陽宜煎錢氏白术散使滿意取足飲之彌多彌好

凡小兒急驚方搐不用驚擾此不足畏慢驚雖靜乃危病也急驚方搐但扶持不可擒捉蓋風氣方盛恐流入筋脉或致手足拘攣

治急慢驚世人多用壹藥有性温性涼不可泛用宜審別之又治慢驚藥宜去龍腦縱須合用必以温藥爲佐或少用之

凡小兒實熱疎轉後如無虛證不可妄温補熱必隨生

治小兒驚風痰熱堅癖能不用水銀輕粉甚便如不得已用之僅去疾卽止蓋腸胃易傷亦損口齒

治小兒壯熱昏睡傷風風熱瘡疹傷食皆相似未能

辨認間服升麻葛根湯惺惺散小柴胡湯甚驗蓋此數藥通治之不致悞也惟傷食則大便酸臭不消化畏食或吐食宜以藥下之

小兒耳冷骫冷手足乍冷乍熱面赤時嗽嚏驚悸此瘡疹欲發也未能辨認間服升麻葛根湯消毒散已發未發皆宜服仍用胡荽酒黃蘗膏暑月煩躁食後與白虎湯玉露散熱盛與紫雪咽痛或生瘡與甘桔湯甘露飲子餘依錢氏說大人同

小兒多因愛惜過當往往叁兩歲未與飲食致脾胃虛弱平生多病自半年以後宜煎陳米稀粥取粥面時時與之拾月以後漸與稠粥爛飯以助中氣

自然易養少病惟忌生冷油膩甜物等

小兒治法大槩與大人同惟劑料小耳如升麻葛根湯惺惺散等雖人皆知之倉卒亦難檢今並載于下錢氏已有方者今不復錄

升麻葛根湯治傷寒溫疫風熱壯熱頭痛肢體痛瘡疹已發未發並宜服之

乾葛細剉　升麻　芍藥

甘草剉炙各等分

右同為麄末每服肆錢水壹盞半煎至壹盞量大小與之溫服無時

惺惺散治傷寒時氣風熱痰壅咳嗽及氣不和

桔梗　細辛去葉　人參切去頂焙
甘草剉炒　白朮　白茯苓去皮
括蔞根各壹兩
右同爲細末每服貳錢水壹盞入薄荷伍葉煎至
柒分溫服不拘時如要和氣入生薑伍片同煎壹
法用防風壹分用川芎壹分
消毒散治瘡疹未出或已出未能匀遍又治一切瘡
涼膈去痰治咽痛
牛蒡子炒貳兩　甘草剉炒半兩　荊芥穗壹分
右同爲麄末每服叁錢水壹盞半煎至壹盞溫服
不拘時

黄蘗膏治瘡疹已出用此塗面次用胡荽酒

黄蘗去麄皮壹兩　甘草肆兩　新菉豆半壹兩

右同爲細末生油調從耳前至眼輪並厚塗之日叄兩次如早用瘡不上面縱有亦少

胡荽酒

胡荽細切肆兩以好酒貳盞煎壹兩沸入胡荽再煎少時用物合定放冷

右每吸壹兩口微噴從項至足匀遍勿噴頭面病人左右常令有胡荽即能辟去汗氣瘡疹出快

瘡疹忌外人及穢觸之物雖不可受風冷然亦不可擁遏常令衣服得中并虚涼處坐卧

治瘡疹出不快及倒擫四聖散

紫草茸　木通剉　甘草剉炒

枳殼麩炒去穰秤　黃耆切焙等分

右同爲麄末每服壹錢水壹中盞煎捌分温服無時

又方藍根散

板藍根壹兩　甘草叁分剉炒

右同爲細末每服半錢或壹錢取雄雞冠血叁兩點同温酒少許食後同調下貳方無證勿服

治瘡疹倒黶黑陷

人牙燒存性研入麝香少許

右每服叁錢温酒少許調下無時

又方

小豬兒尾尖取血叁伍點研入生龍腦少許

右新水調下食後

治伏熱在心昏瞀不省或悞服熱藥搐熱冒昧不知人及瘡疹倒靨黑陷

生梅花腦子研半字或壹字

右取新殺豬心壹箇取心中血同研作大圓用新汲水少許化下未省再服如瘡疹陷伏者溫酒化下

甘露飲子治心胃熱咽痛口舌生瘡并瘡疹已發未發並可服又治熱氣上攻牙齦腫牙齒動搖

生乾地黄焙秤　熟乾地黄焙秤　天門冬

麥門冬各去心焙秤　枇杷葉去毛　黄芩去心

石斛去苗　枳殼麩炒去瓤　甘草剉炒

山茵陳葉

右各等分爲麄末每服貳錢水壹盞煎捌分食後温服牙齒動搖牙齦腫熱含嗽澡并服

白虎湯解暑毒煩躁身熱痰盛頭痛口燥大渴

知母壹兩半焙乾秤　甘草半兩剉炒　石膏肆兩

白粳米捌錢

右同爲麄末每服叁錢水壹盞煎至捌分食後温冷隨意服氣虛人加人參少許同煎

瘡疹太盛宜服此調肝散令不入眼

生犀（剉取末壹分）　龍膽草（半錢）　黄耆（半兩切）

大黄（去皮貳錢）　石膏（半兩）　桑白皮（自採焙乾）

鉤藤鉤子　麻黄（去節各壹分）　括蔞（去皮）

甘草（炙各等分）

右爲麄末每服貳錢水壹盞煎半盞食後時時温

服少許

治瘡疹入眼

馬勃（半兩）　皁角子（拾肆箇）　蛇皮（半兩）

右入小罐子內鹽泥固濟燒存性研細温酒調下

壹貳錢食後服

又方治瘡疹入眼成翳

括蔞根半兩　蛇皮貳錢

右同爲細末用羊子肝壹箇批開入藥末貳錢麻纏定米泔煮熟頻與食之未能食肝令乳母多食

又方

蟬殼末

右用水煎羊子肝湯調服貳叁錢

凡痘瘡才欲著痂即用酥或面油不住潤之可揭即揭去若不潤及遲揭瘡痂硬即隱成瘢痕

治口瘡

大天南星去皮只取中心如龍眼大爲細末

右用醋調塗腳心

治膿耳

白礬火飛壹錢　麝香壹字

坯子烟脂染烟脂也壹錢

右同研勻每用少許先用綿裹杖子捩淨摻之

治蓄熱在中身熱狂躁昏迷不食

豆豉半兩　大梔子仁柒箇搥破

右共用水叁盞煎至貳盞看多少服之無時或吐或不吐立效

治蟲咬心痛欲絕

五靈脂末貳錢匕　白礬火飛柒錢匕

右同研每服壹貳錢水壹盞煎伍分温服無時當
吐出蟲

治脾胃虛寒吐瀉等病及治冷痰

齊州半夏 湯浸柒次切焙壹兩　陳粟米 叁分陳粳米亦得

右㕮咀每服叁錢水壹大盞半生薑拾片同煎至
捌分食前温熱服

治外腎腫硬成疝

乾蚯蚓 為細末

右用唾調塗常避風冷濕地

小兒腹中極痛乾啼後偃名盤腸內弔鉤藤膏

沒藥 研　好乳香 水中坐乳鉢研細秤

木香　薑黃各肆錢　鼈子仁拾貳箇

右先將下叁味同爲細末次研入上貳味煉蜜和成劑收之每壹歲兒可服半皁子大餘以意加減煎鈎藤湯化下無時次用魏香散

魏香散

蓬莪朮半兩　眞阿魏壹錢

右先用温水化阿魏浸蓬莪朮壹晝夜焙乾爲細末每服壹字或半錢煎紫蘇米飲空心調下

地黃散治心肝壅熱目赤腫痛生赤脉或白膜遍睛四邊散漫者猶易治若暴遮黑睛多致失明宜速用此方亦治瘡疹入眼

生乾地黃切焙秤　熟乾地黃切焙秤

當歸去蘆頭切焙秤各壹分　黃連去鬚壹錢　木通壹錢半

元參半錢　甘草壹錢半剉炒　防風去蘆頭焙

羌活　生犀末　蟬殼去土

木賊　穀精草　白蒺藜去尖

沙苑蒺藜各壹錢　大黃去皮取實者剉略炒壹錢

右爲細末每服壹字或半錢量大小加減煎羊肝湯食後調下日叁夜壹忌口將息亦治大人

治熱痢下血

黃蘗去皮半兩　赤芍藥肆錢

右同爲細末飯和圓麻子大每服壹貳拾圓食前

米飲下大者加圓數

治心氣不足伍陸歲不能言菖蒲圓

石菖蒲貳錢　丹參貳錢　人參切去頂焙半兩

赤石脂叁錢　天門冬去心焙秤　麥門冬去心焙秤各壹兩

右同爲細末煉蜜圓菉豆大或麻子大溫水下伍柒圓至壹貳拾圓不計時日叁肆服久服取效久有病後腎虛不語者宜兼服錢氏地黃圓

雞頭圓治諸病後不語

雄雞頭壹箇炙　鳴蟬叁箇炙　大黃壹兩取實處濕紙裹煨熟

甘草壹兩剉炒　木通半兩　當歸去蘆頭切焙叁分

黃耆切焙　川芎　遠志去心

麥門冬去心焙各叁分 人參切去頂焙半兩

右同爲細末煉蜜圓小豆大平旦米飲下伍圓空心日叁肆服兒大者加之久服取效雞蟬貳物宜求死者用之不可旋殺孫眞人所謂殺生求生去生更遠不可不知也

治腎虛或病後筋骨弱伍陸歲不能行宜補益肝腎

羚羊角圓

羚羊角尖細而節密者是剉取末 生乾地黃焙秤

虎脛骨敲破塗酥炙黃 酸棗仁去皮秤炒 白茯苓各半兩

桂去皮取有味處不見火 防風去蘆頭切焙 當歸同上

黃耆切焙各壹分

右同爲細末煉蜜和成劑每服壹皁子大兒大者加之食前温水化下日叁肆服取效

治驚風中風口眼喎斜語不正手足偏廢不舉全蝎散

全蝎去毒炒　殭蠶直者炒　甘草

赤芍藥　桂枝不見火　麻黄去節

川芎　黄芩去心各叁錢　天麻陸錢

大天南星湯浸柒次去皮臍切焙叁錢

右爲麄末每服叁錢水壹盞半薑柒片煎柒分温服無時量大小與之日叁肆服忌羊肉

和中散和胃氣止吐瀉定煩渴治腹痛思食

人參切去頭焙　白茯苓　白朮

甘草剉炒　乾葛剉　黃耆切焙

白扁豆炒　藿香葉各等分

右爲細末每服叁錢水壹盞乾棗貳箇去核薑伍片煎捌分食前温服

紫蘇子散治欬逆上氣因乳哺無度內挾風冷傷於肺氣或呵氣未定與乳飲之乳與氣相逆氣不得下

紫蘇子　訶子去核秤　蘿蔔子

杏仁去皮尖麸炒　木香　人參切去鬚各叁兩

青橘皮　甘草剉炒各壹兩半

右爲細末每服壹錢水壹小盞入生薑叁片煎至

伍分去滓不計時候温服量大小加減

赤石脂散治痢後軀氣下推出肛門不入

眞赤石脂揀去土　伏龍肝各等分

右爲細末每用半錢傅腸頭上頻用

蘗墨散治斷臍後爲水濕所傷或𧝓袍濕氣傷於臍中或解脫風冷所乘故令小兒四肢不和臍腫多啼不能乳哺宜速療之

黄蘗炒　釜下墨　亂髮燒各等分

右爲細末每用少許傅之

至寶丹治諸癇急驚心熱卒中客忤不得眠睡煩躁風涎搐搦及傷寒狂語伏熱嘔吐並宜服之

生烏犀屑　生玳瑁屑　琥珀研
朱砂細研水飛　雄黃已上各壹兩研細水飛
金箔伍拾片壹半爲衣　銀箔伍拾片研　龍腦壹分研
麝香壹分研　牛黃半兩研
安悉香壹兩半爲末以無灰酒飛過濾淨去砂石約取壹兩慢火熬成膏
右生犀玳瑁搗羅爲細末研入餘藥令勻將安悉香膏以重湯煑凝成和搜爲劑如乾卽入少熟蜜盛不津器中旋圓如桐子大貳歲兒服兩圓人參湯化下大小以意加減又治大人卒中不語中惡氣絕中諸物毒中熱暗風產後血運死胎不下並用童子小便壹合生薑自然汁叁伍滴同溫過化

下伍圓立效

紫雲治驚癇百病煩熱涎厥及傷寒胃熱發斑一切熱毒喉痺腫痛又治瘡疹毒氣上攻咽喉水漿不下

黃金拾兩 寒水石 磁石

滑石 石膏各肆兩捌錢並搗碎

已上用水伍升煮至肆升去滓入下項藥

元參壹兩陸錢搗碎 木香搗碎 羚羊角屑

犀角屑 沈香各半兩搗碎 升麻壹兩陸錢搗碎

丁香壹錢搗碎 甘草捌錢炙剉

已上捌味入前藥汁中再煮取壹升伍合去滓入下項藥

硝石叁兩壹錢芒硝亦得　朴硝壹斤精者

已上貳味入前汁中微火上煎柳木篦攪不住手候有柒合投在木盆中半日欲凝入下項藥

朱砂叁錢飛研　麝香當門子壹錢壹字研

已上貳味入前藥中攪勻寒之兩日

右件成紫色霜雪每服壹字至半錢冷水調下大小以意加減咽喉危急病搶少許乾嚥立效又治大人脚氣毒遍內外煩熱不解口中生瘡狂易叫走瘴疫毒厲卒死温瘧五尸五疰大能解諸藥毒每服壹錢至貳錢冷水調下並食後服

理中圓治吐利不渴米穀不化手足厥冷

人參（去蘆剉） 白术（剉）

乾薑（炮） 甘草（炙剉各壹兩）

右爲末煉蜜和圓雞黃大每服壹圓水壹大盞化開煎及柒分連滓放温服小兒分爲叁服大小以意加減食前

五苓散治霍亂吐瀉躁渴飲水小便不利

澤瀉（貳兩半剉） 木豬苓（去皮剉壹兩半） 官桂（去皮壹兩）

白茯苓（壹兩半剉） 白术（壹兩半剉）

右爲細末每服壹錢温湯調下渴躁新水調服大小以意加減不以時候

附子理中圓治脾胃寒弱風冷相乘心痛霍亂吐利轉筋

人參去蘆剉　白术剉　乾薑炮

甘草炙剉　黑附子炮去皮臍各壹兩

右爲細末煉蜜和壹兩作拾圓每服壹圓水壹中盞化開煎及柒分稍熱服食前小兒分作叁兩服大小以意加減

金液丹治吐利日久脾胃虛損手足厥逆精神昏塞多睡露睛口鼻氣涼欲成慢驚風者又治大人陽虛陰盛身冷脉微自汗吐利小便不禁

舶上硫黃拾兩先飛煉去砂石秤研爲細末用砂合子盛令捌分滿水和赤石脂封

縫黝泥固濟曬乾露地先埋壹水罐子盛水滿
坐合子在上又以泥固濟訖常以叄斤火養叄
日叄夜足加頂火
壹煅成候冷取藥
右以柳木槌乳鉢內研爲細末每服貳錢生薑米
飲調下大小以意加減多服取效大人藥末壹兩
蒸餅壹兩水浸去水豚和圓桐子大曬乾每服伍
拾圓至百圓米飲下並空心連併服

又方 范文正宅

硫黃不以多少淡黃通明者爲上飛煉去砂石
研爲細末用有蓋砂罐子壹筒取水中用
字草或盆母草搗淤土成泥更入紙筋同搗固
濟鑵子皆不破曬乾盛硫黃末在內可不滿兩
指於露地深畫十字放罐子在中心使底下近
透四面用炭約肆伍斤令火焰不蓋罐子頂出
時揭覷候化爲汁速去四面火用濕土埋定候
次日取出於北陰下不見日氣處掘壹坑子約

壹貳尺將罐子去盖倒埋壹宿次日取出和罐入湯內煑伍拾沸漉出取藥

右以柳木搥乳鉢內研如粉麪相似小兒因吐瀉之後變成慢驚風者每服壹貳錢生薑米飲調下併服取效大人陰證傷寒脉微欲絕以水浸無鹽蒸餅和圓桐子大曬乾每服伍拾圓或百圓米飲下並空心服

青州白圓子治小兒驚風大人諸風

半夏生柒兩　天南星生叁兩

白附子生貳兩　川烏頭半兩生去皮臍

右搗羅爲細末以生絹袋盛用井花水擺未出者更以手揉令出如有滓更研再入絹袋擺盡爲度

放磁盆中日曬夜露至曉棄水別用井花水攪又曬至來日早再換新水攪如此春伍日夏叁日秋柒日冬拾日（壹法肆時只浸壹宿）去水曬乾後如玉片研細以糯米粉煎粥清圓菉豆大每服叁伍圓薄荷湯下大人每服貳拾圓生薑湯下癱瘓風温酒下並不以時候服

小柴胡湯治傷寒温熱病身熱惡風頭痛項强四肢煩疼往來寒熱嘔噦痰實中暑瘧病並宜服

柴胡（去蘆捌錢）　半夏（湯洗切焙貳錢半）　黃芩（去心）

人參（去蘆）　甘草（炙剉各叁錢）

右爲麄末每叁錢水壹盞半生薑伍片棗壹枚擘

破同煎及捌分濾去滓放温分作叄兩服大小以
意加減並不以時候日叄夜貳

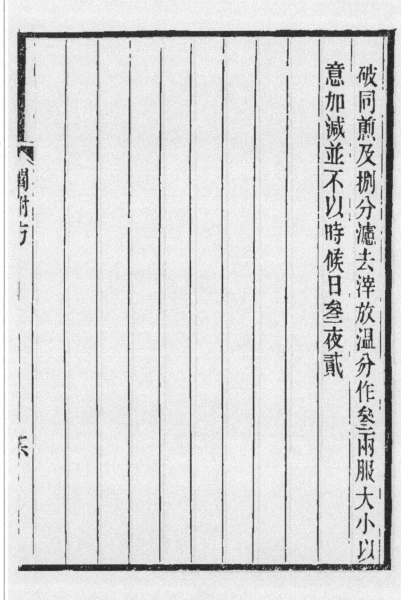

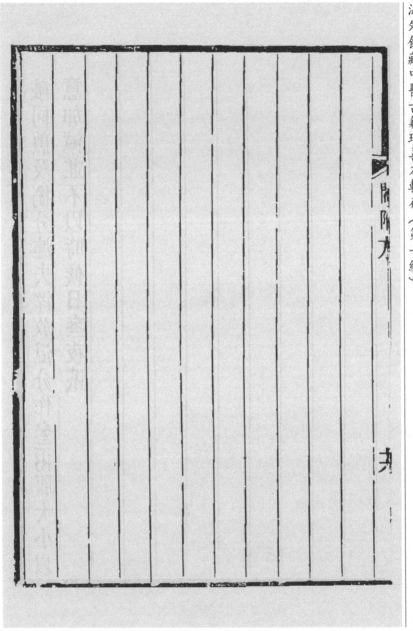

錢仲陽傳

河閒劉跂撰

錢乙字仲陽上世錢塘人與吳越王有屬俶納土曾祖贇隨以北因家于鄆父顥善鍼醫然嗜酒喜游一旦匿姓名東游海上不復返乙時三歲母前亡父同產姑嫁醫呂氏哀其孤收養爲子稍長讀書從呂君問醫呂將歿乃告以家世乙號泣請往跡父凡五六返乃得所在又積數歲乃迎以歸是時乙年三十餘鄉人驚嘆感慨爲泣下多賦詩詠其事後七年父以壽終喪葬如禮其事呂君猶事父呂君歿無嗣爲之收葬行服嫁其孤女歲時祭享皆與親等乙始以顱

顯方著山東元豐中長公主女有疾召使視之有功奏授翰林醫學賜緋明年皇子儀國公病瘈瘲國醫未能治長公主朝因言錢乙起草野有異能立召入進黃土湯而愈神宗皇帝召見褒諭且問黃土所以愈疾狀乙對曰以土勝水木得其平則風自止且諸醫所治垂愈小臣適當其愈天子悅其對擢太醫丞賜紫衣金魚自是戚里貴室逮士庶之家願致之無虛日其論醫諸老宿莫能持難俄以病免哲宗皇帝復召宿直禁中久之復辭疾賜告遂不復起乙本有羸疾性簡易嗜酒疾屢攻自以意治之輒愈最後得病憊甚乃嘆曰此所謂周痺也周痺入臟者死吾其

已夫已而曰吾能移之使病在末因自製藥日夜飲之人莫見其方居亡何左手足攣不能用乃喜曰可矣又使所親登東山視菟絲所生秉火燭其下火滅處劚之果得茯苓其大如斗因以法啖之閱月而盡繇此雖偏廢而氣骨堅悍如無疾者退居里舍杜門不冠屨坐臥一榻上時時閱史書雜說客至酌酒劇談意欲之適則使二僕夫輿之出沒閭巷人或邀致之不肯往也病者日造門或扶擕襁負纍纍滿前近自鄰井遠或百數十里皆授之藥致謝而去初長公主女病泄痢將殆乙方醉曰當發疹而愈駙馬都尉以爲不然怒責之不對而退明日疹果出尉喜以詩

謝之廣親宗室子病診之曰此可無藥而愈顧其㓜曰此兒旦夕暴病驚人後三日過午無恙其家恚曰㓜何疾醫貪利動人乃如此明日果發癇甚急復召乙治之三日愈問何以無疾而知曰火急直視心與肝俱受邪過午者心與肝所用時當更也宗室王子病嘔泄醫以藥溫之加喘乙曰病本中熱脾且傷柰何以剛劑燥之將不得前後溲與石膏湯王與醫皆不信謝罷乙曰毋庸復召我後二日果來召適有故不時往王疑且怒使人十數輩趣之至曰固石膏湯證也竟如言而效有士病欬面青而光其氣哽哽乙曰肝乘肺此逆候若秋得之可治今春不可治其家

脈衰强之與藥明日曰吾藥再瀉肝而不少卻三補肺而益虛又加脣白法當三日死然安穀者過期不安穀者不及期今尚能粥居五日而絕有娠婦得疾醫言胎且墮乙曰娠者五臟傳養率六旬乃更能候其月偏補之何必墮已而子母皆得全又乳婦因大恐而病病雖愈目張不得瞑人不能曉以問乙乙曰煮郁李酒飲之使醉則愈所以然者目系內連肝膽恐則氣結膽衡不下惟郁李去結隨酒入膽結去膽下目則能瞑矣如言而效一日過所善翁聞兒啼愕曰何等兒聲翁曰吾家孿生二男子乙曰謹視之過百日乃可保翁不懌居月餘皆斃乙爲方博達不名

一師所治種種皆通非但小兒醫也于書無不闚他
人靳靳守古獨度越縱舍卒與法合尤邃本草多識
物理辨正闕誤人或得異藥或持疑事問之必爲言
出生本末物色名貌退而考之皆中末年攣痺浸劇
其嗜酒喜寒食皆不肯禁自診知不可爲召親戚訣
別易衣待盡享年八十二終于家所著書有傷寒論
指微五卷嬰孺論百篇一子早世二孫今現爲醫
劉跂曰乙非獨其醫可稱也其篤行似儒其奇節似
俠術盛行而身隱約又類夫有道者歟謂余言曩學
六元五運夜宿東平王冢巔觀氣象至逾月不寐今
老且死事誠有不在書者肯以三十日暇從我當相

授余笑謝弗能是後遂不復言嗚呼斯人也如欲復得之難哉没後余聞其所治驗尤衆東州人人能言之掇其章章者著之篇異時史家序方術之士其將有攷焉

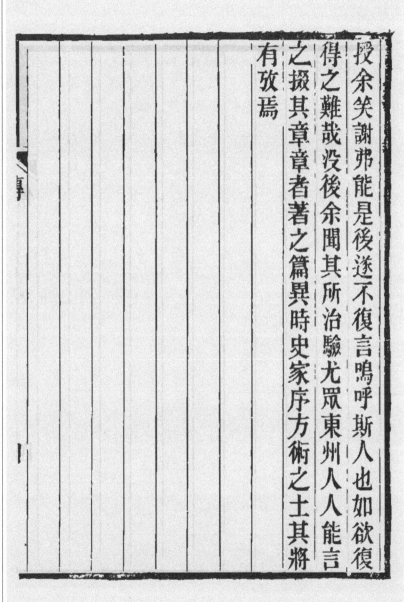

傳

四

童蒙訓上　　保赤彙編

呂氏本中居仁

學問當以孝經論語中庸大學孟子爲本熟味詳究然後通求之詩書易春秋必有得也既自做得主張則諸子百家長處皆爲吾用矣

孔子已前異端未作雖政有污隆而教無他說故詩書所載但說治亂大概至孔子後邪說並起故聖人與弟子講學皆深切顯明論語大學中庸皆可考也其後孟子又能發明推廣之

大程先生名顥字伯湻以進士得官正獻公爲中丞薦之朝用爲御史論新法不合罷去泰陵即位以宗

正丞召未受命卒於家其門人共謚爲明道先生先生嘗以董仲舒正其義不謀其利明其道不計其功爲合於聖人仲舒之學度越諸子者以此故門人以先生學之所就以明道見其志焉

小程先生名頤字正叔舉進士殿試不中不復再試元祐初正獻公與司馬溫公同薦遂得召用侍講禁中旋又罷去遂不復用紹聖中貶涪州元符還洛大觀間卒於家學者謂之廣平先生後居伊陽又謂之伊川先生二程先生自小刻勵推明道要以聖學爲己任學者靡然從之當時謂之二程

二程始從周茂叔先生爲窮理之學後更自光大茂

叔名敦頤有太極說傳於世其辭雖約然用志高遠可見也正獻公在侍從時聞其名力薦之自常調除轉運判官茂叔以啟謝正獻公云在薄宦有四方之遊於高賢無一日之雅

張戩天祺與弟載子厚關中人關中謂之二張篤行不苟爲一時師表二程之表叔也子厚推明聖學亦多資於二程者呂大臨與叔兄弟後來蘇昞等皆從之學學者稱子厚爲横渠先生天祺之爲御史用正獻公薦也

二程與横渠從學者旣盛當時亦名其學爲張程云

榮陽公年二十一一本作十九時正獻公使入太學在胡

先生席下與伊川先生鄰齋伊川長滎陽公纔數歲公察其議論大異首以師禮事之其後楊應之國寶邢和叔恕左司公待制皆師尊之自後學者遂衆實自滎陽公發之也

關中始有申顏者特立獨行人皆敬之出行市肆人皆爲之起從而化之者衆其後二張更大發明學問淵源

伊川先生嘗至關中關中學者皆從之遊致恭盡禮伊川歎洛中學者弗及也

伊川先生嘗識楊學士應之於江南常稱其偉度高識絕人遠甚楊學士是時猶未師伊川也

安定胡先生之主湖州州學也天下之人謂之湖學學者最盛先生使學者各治一事如邊事河事之類各居一齋日夕講究其後從學者多爲時用葢先生教人務有實效不爲虛言也是時孫公莘老名覺顧公子敦名臨最爲高弟

正獻公之在侍從也專以薦賢爲務如孫莘老李公擇常王正仲存顧子敦臨程伯淳顥張天祺戩等皆爲一時顯人

正獻公旣薦常秩後差改節嘗對伯淳有悔薦之意伯淳曰願侍郎甯百受人欺不可使好賢之心少替公敬納焉

滎陽公嘗說楊十七學士應之樂善少比聞一善言必書而記之滎陽公嘗書於壁云惟天子爲能備物惟聖人爲能備德應之遽取筆錄記之

楊應之勁挺不屈自爲布衣以至官於朝未嘗有求於人亦未嘗假人以言色也篤信好學至死不變滎陽公嘗贈之以詩云獨抱遺經唐處士差強人意漢將軍應之元祐閒用范丞相堯夫薦館職不就試除太學博士出爲成都轉運判官有屬官與之辨論應之嘉其直即薦之朝其自成都召爲校書郎有遠房舅在蜀中官滿貧不能歸應之盡以成都所得數百千遺之其自立如此

邵堯夫先生受學於李挺之之才李之才受學於穆修伯長穆伯長受學於陳摶希夷其所傳先天之學具見於易圖與皇極經世故程伯淳作堯夫墓誌云推其源流遠有端緒震東方也巽南方也離南方之卦之類此入用之位如天地定位乾南而坤北山澤雷風水火相對卽先天之位先生旣沒其學不傳人能知其名而不知其用也嘗欲傳其學於伊川伊川不肎一日與伊川同坐聞雷聲問伊川曰雷從何方起伊川云從起處起葢不領其意先生旣沒元祐間謚康節

邵康節以十二萬四千五百年爲一會自開闢至堯

時正當十二萬年之中數故先生名雍字堯夫名雍取黎民於變時雍也其居洛陽亦取天地之中字堯夫取當堯時中數也四千五百年數未詳

邵康節居衛州之共城後居洛陽有商州太守趙郎中者康節與之有舊嘗往從之時章惇子厚作令商州趙厚遇之一日趙請康節與章同會章豪俊自許議論縱橫不知敬康節也語次因及洛中牡丹之盛趙守因謂章曰先生洛人也知花爲甚詳康節因言洛人以見根撥而知花之高下者知花之上也見枝葉而知高下者知花之次也見蓓蕾而知高下者知花之下也如長官所説乃知花之下也章默然慚服

趙因謂章先生學問淵源世之師表公不惜從之學則日有進益矣章因從先生遊欲傳數學先生謂章須十年不仕宦乃可學蓋不之許也

處州人李潛君行先生篤行自守不交當世年五十餘監泗州僧伽塔人弗知也右丞范公彝叟爲發運使始深知之力薦於朝除太學博士校書郎紹聖中力求去知蘄州遂請老君行之學專以經書論語孟子爲正舍此皆不取如七世之廟可以觀德則專守七廟其他言廟數不同者皆無取也昊天有成命郊祀天地也則是合祭天地無疑也其言南北郊其言圜丘郊禘異禮皆不取也其學簡而易明以行己爲

本不爲空言東萊公與叔父舜從皆與之遊
君行先生嘗言學者當以經書論語孟子如秤相似
以秤量衆說其輕重等者正也其不等者不正也
田腴誠伯篤實士東萊公與叔父舜從之交遊也嘗
從横渠學後從君行遊誠伯每三年治一經學問通
貫當時無及之者深不取佛學建中靖國間用曾子
開内翰薦除太學正崇甯初罷去誠伯叔父明之亦
老儒也然專讀經書不讀子史以爲非聖人之言不
足治也誠伯以爲不然曰博學而詳說之將以反說
約也如不遍覽非博學詳說之謂
徐積仲車先生山陽人小許牓登科初從安定胡先

生學潛心力行不復仕進其學以至誠爲本積思六經而喜爲文辭老而不衰先生自言初見安定先生退頭容少偏安定忽厲聲云頭容直某因自思不獨頭容直心亦要直也自此不敢有邪心後因具公裳以見貴官又自思云見貴官尚必用公裳豈有朝夕見母而不具公裳者乎遂晨夕具公裳揖母先生事母至孝山陽人化之

先生嘗爲文訓勵學者云仲車先生一日升堂訓諸生曰諸君欲爲君子而使勞己之力費己之財如此而不爲君子猶可也不勞己之力不費己之財諸君何不爲君子鄉人賤之父母惡之如此而不爲君子

猶可也父母欲之鄉人榮之諸君何不爲君子又曰言其所善行其所善思其所善如此而不爲君子未之有也言其不善行其不善思其不善如此而不爲小人未之有也

元符三年滎陽公自和州謫居赴知單州道過山陽因出過市橋橋壞墮水而不傷焉仲車先生年幾七十矣作我敬詩贈公云我敬呂公以其德齒敬之愛之何時已已美哉呂公文在其中見乎外者古人之風惟賢有德神相其祉何以祝公勿藥有喜詩後批云前日之事橋梁腐敗人乘蹉跌而公晏然無傷固有神明陰相其德願爲本朝自重生民自重

熙甯初滎陽公監陳留稅務時汪輔之居陳留恃才傲物獨敬重公橫渠先生聞之語人云於蠻貊之邦行矣於呂原明見之

正獻公嘗稱滎陽公於張丈潛云此子不欺闇室

滎陽公之監陳留稅也章樞密質夫棻知縣事雅敬愛公一日因語次暴陵折公公不爲動質夫笑曰公誠厚德可服某適來相試耳

元祐中滎陽公在經筵除司諫姚舍人輝中勔當制詞云道學至於無心立行至於無愧心若止水退然淵静當時謂之實錄建中靖國元年豐相之稷遷禮部尚書薦滎陽公自代詞云心與道潛（一作志以道甯）湛然

淵靜所居則躁一作里人化聞風則薄夫敦

滎陽公入太學時二十一歲矣胡先生實主學與黃右丞安中履邢尚書和叔恕同齋舍時安中二十六歲爲齋長和叔十九歲安中方精專讀書早晨經書每授五百遍飯後史書可誦者百遍夜讀子書每授三百遍每讀書危坐不動句句分明和叔時雖少當世時務無不通曉當世人材無不徧知

滎陽公教學者讀書須要字字分明仍每句最下一字尤要令聲重則記牢

正獻公簡重清靜出於天性冬月不附火夏月不用扇聲色華耀視之漠然也范公內翰淳夫祖禹實公

之壻性酷似公後滎陽公長壻趙仲長演嚴重有法亦實似公焉

正獻公教子旣有法而申國魯夫人簡肅公諱宗道之女閨門之內舉動皆有法則滎陽公年十歲夫人命對正獻公則不得坐命之坐則坐不問不得對諸子出入不得入酒肆茶肆每諸婦侍立諸女少者則從婦傍

正獻公年三十餘通判潁州歐陽文忠公知州事焦伯強千之方從歐陽公學正獻公請伯強處書室命滎陽公從學焉其後正獻公罷歸京師請伯強同行歐陽公有送行詩所謂有能掇之行可謂仁者勇者

也伯強性耿介不苟危坐終日不妄笑語每諸生有不至則召之坐面切責之不少假借滎陽公幼時申公與夫人嚴毅如此就師傅而得伯強其後有成非偶然也滎陽公嘗言中人以下內無賢父兄外無嚴師友而能有成者未之有也

正獻公年三十餘通判潁州已有重名范文正公以資政殿學士知青州過潁來復謁公呼公謂之曰太博近朱者赤近墨者黑歐陽永叔在此太博宜頻近筆研申國夫人在廳事後聞其語嘗舉以教滎陽公爲前輩規勸懇切出於至誠類如此也

滎陽公嘗言世人喜言無好人三字者可謂自賊者

也包孝肅公尹京時民有自言有以白金百兩寄我者死矣予其子其子不肎受願召其子予之尹召其子其子辭曰亾父未嘗以白金委人也兩人相讓久之公因言觀此事而言無好人者亦可以少愧矣人皆可以爲堯舜蓋觀於此而知之

滎陽公張夫人待制諱昷之之女也自少每事有法亦魯肅簡公外孫也張公性嚴毅不屈全類肅簡肅簡深愛之家事一委張公夫人張公㓜女最鍾愛然居常至微細事教之必有法度如飲食之類飯羹許更益魚肉不更進也時張公已爲待制河北都轉運使矣及夫人嫁呂氏夫人之母申國夫人姊也一日

來視女見舍後有鍋釜之類大不樂謂申國夫人曰
豈可使小兒輩私作飲食壞家法邪其嚴如此
叔父舜從既與東萊公從當世賢士大夫遊嘗訓子
弟曰某幸得從賢士大夫遊過相推重然某自省所
爲才免禽獸之行而已未能便合人之理也何得士
大夫過相與邪因思前輩自警修省如此
正獻公交遊本中不能盡知之其顯者范蜀公司馬
溫公王荆公劉原甫也滎陽公交遊則二程二張孫
莘老李公擇王正仲顧子敦楊應之范醇夫黃安中
邢和叔王聖美也東萊公交遊則李君行田明之田
誠伯吴坦求陳端誠田承君陳瑩中張才叔龔彦和

及彥和之弟大壯也
張橫渠詩云若要居仁宅先須入禮門溫公作橫渠哀辭曰教人學雖博要以禮爲先伊川先生云子厚以禮教學者最善先有所據守然則橫渠之教以禮爲本也後程門高弟張繹思叔作伊川祭文云在昔諸儒各行其志或得於數或觀於禮學者趨之世濟其美獨吾先生淡乎無味得道之眞死其乃已或得於數蓋指康節或觀於禮謂橫渠也
明道作邵康節墓誌云昔七十子學於仲尼其傳可見者惟曾子所以告子思子思所以授孟子者爾其餘門人各以己之所宜者爲學雖同尊聖人所因而

入者門戶則衆矣況後此千餘歲師道不立學者莫知所從來獨先生之學爲有傳也先生得之於李挺之挺之得之於穆伯長推其源流遠有端緒今穆李之言及其行事槩可見矣而先生醇一不雜汪洋浩大乃其所自得者多矣然而名其學者豈所謂門戶雖衆各有所因而入者歟語成德者昔難其居若先生之道就所至而論之可謂安且成矣觀此誌文明道所以處康節者無餘蘊矣

李公擇尚書嘗與滎陽公諸賢講論行己須先誠實只如書帖言語之類不情繆敬盡須削去如未嘗瞻仰而言瞻仰未嘗懷渴而言懷渴須盡去之以立其

誠

伊川嘗言今僧家讀一卷經便要一卷經中道理受用儒者讀書卻只閒讀了都無用處

顧公子敦內翰嘗語東萊公云學者須習不動心事緒之來每每自試久久之間果能不動則必自知曰我不動矣由此觀之前輩所以自立非徒然也

陳瑩中右司嘗言學者須常自試以觀己之力量進否易曰或躍在淵自試也此聖學也紹聖中顧公子敦被謫過京師東萊公與叔父往見之子敦再三詰論行己如何云守至正以俟天命觀時變以養學術

劉公待制器之嘗爲本中言少時就洛中師事司馬

公從之者二年臨別問公所以爲學之道公曰本於至誠器之因效顏子之問孔子曰請問其目公曰從不妄語始器之自此專守此言不敢失墜後任磁州司法吳守禮爲河北轉運使嚴明守法官吏畏之吳與器之尊人有舊相待頗異衆器之不以爲喜一日有人告磁州司戶贓污於轉運使者吳親至磁州欲案其事召器之至驛舍堂中器之心不喜曰常時相待少異我已自不喜況今召我至堂中人得無疑我乎吳因問司戶贓污如何器之對曰不知吳因不悅曰與公有契所以相問何不以誠告明日吳閱視倉庫召司戶者謂曰人訴爾有贓本欲來案爾今劉司

法言爾無之姑去且謀視倉庫俟北京回倉庫不如
法必案無疑也於是衆方知器之長者然器之心常
不自快日司户實有贓而我不以誠告吾其違司馬
公教乎後因讀楊子云君子避礙通諸理然後意方
釋然言不必信如此而後可
器之嘗為予言當官處事須權輕重務合道理毋使
偏重可也夫是之謂中因言元祐間嘗謁見馮當世
宣徽當世言熙甯初與陳暘叔吕寶臣同任樞密暘
叔聰明少比遇事之來迎刃而解而吕寶臣尤善稱
停事每事之來必稱停輕重令必得所而後已也事
經寶臣處盡者人情事理無不允當器之因極言稱

停二字最吾輩當今所宜致力二字不可不詳思熟講也寶臣葢惠穆公也

楊應之學士言後生學問聰明强記不足畏惟思索尋究者爲可畏耳

伊川先生言人有三不幸少年登高科一不幸席父兄之勢爲美官二不幸有高才能文章三不幸也

近世故家惟晁氏因以道申戒子弟（一作能以道訓戒子弟）皆有法度羣居相處呼外姓尊長必曰某姓第幾叔若兄諸姑尊姑之夫必曰某姓姑夫某姓尊姑夫未嘗敢呼字也其言父黨交遊必曰某姓幾丈亦未嘗敢呼字也當時故家舊族皆不能若是

頃見陳瑩中與關止叔沼與滎陽公書問其言前輩與公之交遊必平闕書云某公某官如稱器之則曰待制劉公之類其與己同等則必斥姓名示不敢尊也如日游酢謝良佐云此皆可以爲後生法

張才叔庭堅專務以直道進退不求苟得君子創業垂統爲可繼也若夫成功則天也才叔之學蓋主於此

張思叔因讀孟子志士不忘在溝壑勇士不忘喪其元慨然有得蓋能守此則無不可爲之事

後生學問且須理會曲禮少儀儀禮等學灑埽應對進退之事及先理會爾雅訓詁等文字然後可以語

上下學而上達自此脫然有得自然度越諸子也不如此則是躐等犯分陵節終不能成孰先傳焉孰後倦焉不可不察也

呂與叔嘗作詩曰文如元凱徒成癖賦若相如止類俳惟有孔門無一事只傳顏氏得心齋

橫渠讀詩詩云置心平易始得詩楊丈中立云知此詩則可以讀三百篇矣

韓公持國維閒居頴昌伊川先生常自洛中往訪之時范右丞彝叟純禮亦居頴昌持國嘗戲作詩示二公云閉門讀易程夫子清坐焚香范使君顧我未能忘世味緑尊紅妓對西曛

龔殿院彥和芰清介自立少有重名元祐間僉判瀛州與弟大壯同行大壯尤特立不羣曾子宣帥瀛欲見不可得一日徑過彥和邀其弟出不可辭也遂出相見即爲置酒從容終日乃去因題詩壁間其兩句云自慚太守非何武得向河間見兩龔近日貴人如曾子宣之能下士亦難及也紹聖中彥和爲監察御史未能去大壯力勸其兄早求罷彥和遂去大壯不幸早卒雖彥和之弟實畏友也

李君行先生自虔州入京至泗州其子弟請先往君行問其故曰科場近欲先至京師貫開封戶籍取應君行不許曰汝虔州人而貫開封戶籍欲求事君而

先欺君可乎甯緩數年不可行也

正獻公幼時未嘗博戲人或問其故公曰取之傷廉與之傷義

滎陽公嘗言孫莘老李公擇之爲友友也

滎陽公嘗言呂吉甫嘗稱李公擇有樂正子之好善

滎陽公嘗言所在有鄉先生處則一方人自别蓋漸染使之然也人豈可以不擇鄉就士哉

侯叔獻者少有聲名熙甯初屢來求見正獻公滎陽公因爲公言叔獻可比趙清獻正獻深不以爲然云趙清獻自守一世方成就如此一作方做到此地位後生有多少事豈可便比前輩旣而叔獻果建水事求進

姜潛至之仁宗朝老儒先生也不喜人作詩云招悔吝損心氣

明道先生嘗至禪寺方飯見趨進揖遜之盛歎曰三代威儀盡在是矣

正獻公爲樞密副使年六十餘矣嘗問太僕寺丞吳公傳正安詩己之所宜修傳正曰毋廢精神於蹇淺滎陽公以爲傳正之對不中正獻之病正獻清淨不作爲愚於太簡也本中後思得正獻問傳正時年六十餘矣位爲執政當時人士皆師尊之傳正公所獎進年纔三十餘而公見之猶相與講究望其切磋後來所無也滎陽公獨論其問荅當否而不言下問爲

正獻公之難蓋前輩風俗純一習與性成不以是爲難能也

正獻公每時節必問諸生有何進益

滎陽公嘗言少時與叔祖同見歐陽文忠公至客次與叔祖商議見歐陽公敘契分求納拜之語及見歐陽公既敘契分即端立受拜如當子姪之禮公退而謂叔祖曰觀歐陽公禮數乃知吾輩不如前輩遠矣

童蒙訓上終

童蒙訓中

呂氏本中居仁

本中嘗問滎陽公曰兄弟之生相去或數日或月十日其爲尊卑也微矣而聖人直如是分別長幼何也公曰不特聖人直重先後之序如天之四時分豪頃刻皆有次序此是物理自然不可易也

滎陽公爲人處事皆有久長之計求方便之道只如病中風人口不能言手不能書而養疾者乃問所欲病者既不能荅適足增苦故公嘗教人每事作一牌子如飲食衣裳寒熱之類及常所服藥常所作事常所服藥如理中圓之類常所作事如梳頭洗手之類及作某親等書病者取牌子以示

人則可減大半之苦凡公爲人處事每如是也
王尚書敏仲古每事必爲人求方便之道如河朔舊
日北使經由州郡每北使將至民間假貸供張之具
至煩擾敏仲奉使即言之朝乞令河朔人使經由處
皆支官錢置什物儲之别庫專待人使自此河朔無
復假貸之擾矣王公臨事每如此也
滎陽公與諸父自少官守處未嘗干人舉薦以爲後
生之戒仲父舜從守官會稽人或譏其不求知者仲
父對詞甚好云勤於職事其他不敢不慎乃所以求
知也
本中往年每侍前輩先生長者論當世邪正善惡是

是非非無不精盡至於前輩行事得失文字工拙及漢唐先儒解釋經義或有未至後生敢略議及之者必作色痛裁抑之曰先儒得失前輩是非豈後生所知楊十七學士應之兄弟晁丈以道規矩最嚴故凡後生嘗親近此諸老者皆有敦厚之風無浮薄之過前輩士大夫專以風節爲己任其於褒貶取予甚嚴故其所立實有過人者近年以來風節不立士大夫節操一日不如一日夏侯旄節夫京師人年長本中以倍本中猶及與之交崇甯初召任諸州教授學制既頒即日尋醫去後任西京幕官罷任當改官以舉將一人安惇也不肎用卒不改官浮湛京師至死不

屈唐丈名恕字處厚崇甯初任荆南知縣新法既行即致仕不出者幾三十年范丈正平子夷忠宣公之子忠宣公當國子夷是時官當入遠不肯用父恩例卒授遠地後爲祥符尉當紹聖初與中貴人爭打量地界與辨曲直不屈得罪去劉丈跂斯立蹈[redacted]皆丞相莘老子登高科以文學知名仕州縣自處約甚人不知其爲宰相子也汪革信民政和間諸公孰聞其名除國子博士欲漸用之竟辭不受謝逸無逸臨川人州郡欲以入行薦堅卻之凡此諸公皆卓然自立一時不愧古人爾來流俗不復以此爲貴矣

韓魏公留守北京有幕官每夜必出遊宴同官皆欲

諳之慮公不聽一日相約至日晚見公議急事乞召幕官久之不至衆方欲白公所以公佯驚曰某忘記早來某官嘗曰某早出見一親識矣其寬大容人之過如此又嘗久使一使臣求去參選公不遣如是數年使臣怨公不遣則白公某參選方是作官久留公門止是奴僕耳公笑屏人謂曰汝亦嘗記某年月日私竊官銀數十兩置懷袖中否獨吾知之他人不知也吾所以不遣汝者正恐汝當官不自愼必敗官爾使臣愧謝公之寬宏大度服人如此

崇甯初本中始問楊中立先生於關止叔止叔稱楊先生學有自得有力量嘗言常人所以畏死者以世

人皆畏死習以成風遂畏死耳如習俗皆不畏死則亦不畏死也凡如此皆講學未明知之未至而然
東萊公嘗言凡衆人日夕所説之話如趙丈仲長諸公都無此話也衆人所作之事如楊公應之李公君行諸公都不做衆人做底事也
李公公擇每令子婦諸女侍側爲説孟子大義
唐充之廣仁每稱前輩説後生不能忍詬不足以爲人聞人密論不能容受而輕泄之者不足以爲人
陳公瑩中閩人也而專主北人以北人而後可以有爲南人輕險易變必不可以有爲
待制叔祖都不説夢云既妄也何用説爲

明道先生嘗語楊丈中立云某作縣處凡坐起等處並貼視民如傷四字要時觀省又言某常愧此四字

明道先生言人心不同各如其面所不同者皆私心也至於公則不然

陳公瑩中言人之爲惡雖至於謀反大逆若有一念悔心使臨刑之際說我悔也便須赦他便須用他

滎陽公嘗言後生初學且須理會氣象氣象好時百事是當氣象者辭令容止輕重疾徐足以見之矣不唯君子小人於此焉分亦貴賤壽夭之所由定也

滎陽公嘗言朝廷獎用言者固是美意然聽言之際亦不可不審若事事聽從不加考覈則是信讒用譖

非納善言也如歐陽叔弼最爲靜默自正獻當國常患不來而劉器之乃攻叔弼以爲奔競權門器之號當世賢者猶差謬如此況他人乎以此知聽言之道不可不審也

崇甯初滎陽公謫居符離趙公仲長諱演公之長壻也時時自汝陰來省公公之外弟楊公諱瓌寶亦以上書謫監符離酒稅楊公事公如親兄趙公事公如嚴父兩人日夕在公側公疾病趙公執藥牀下屏氣問疾未嘗不移時也公命之去然後去楊公慷慨獨立於當世未嘗少屈趙公謹厚篤實動法古人兩人皆一時之英也饒德操節黎介然確汪信民革時皆

在符離每公疾病少閒則必來見公而退從楊公趙公及公之子孫遊焉亦一時之盛也趙公每與公子弟及外賓客語但稱滎陽公曰公其尊之如此楊公與他人語稱滎陽公但曰內兄或曰侍講未嘗敢字稱也蓋滎陽公中表惟楊氏兄弟盡事親事長之道可爲後生法

滎陽公爲郡處令公帑多蓄鱐魚諸乾物及筍乾蕈乾以待賓客以減雞鴨等生命也

徐仲車先生畜犬孳生至數十不可與人人或問之云不忍使其母子相離

孫丈元忠學士朴正獻公所薦館職也嘗爲本中言

某嘗對侍講譏笑程正叔一日侍講責某云正叔有多少好事公都不說只揀他疑似處非笑他何也某因釋然心服後不敢復深議正叔今世之士如孫丈之服義亦少有也侍講謂滎陽公也

滎陽公嘗言少年爲學唯檢書最有益才撿便記得精便理會得子細

又嘗言讀書編類語言相似者事做一處便見優劣是非

滎陽公嘗說攻其惡無攻人之惡蓋自攻其己惡日夜且自點檢絲毫不盡不慊於心矣豈有工夫點檢他人邪

或問滎陽公爲小人所詈辱當何以處之公曰上焉者知人與己本一何者爲詈何者爲辱自無忿怒心也下焉者且自思曰我是何等人彼是何等人若是苔他卻與此人等也如此自處忿心必自消也

滎陽公嘗說王介甫解經皆隨文生義更無含蓄學者讀之更無可以消詳處更無可以致思量處

田誠伯嘗力闢釋氏輪迴之說曰君子職當爲善

童蒙訓中終

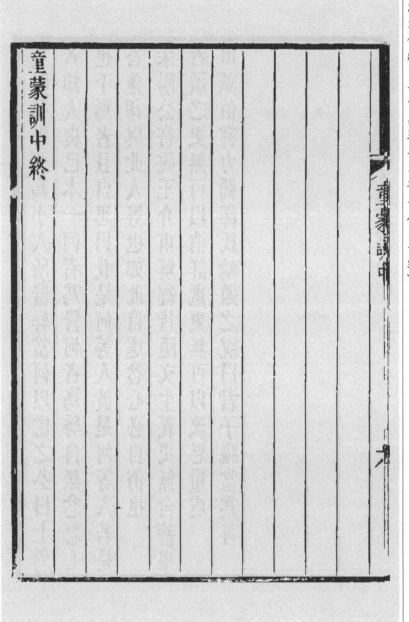

童蒙訓下　　保赤彙編十五

呂氏本中居仁

滎陽公嘗言孝子事親須事事躬親不可委之使令也嘗說穀梁言天子親耕以供粢盛王后親蠶以供祭服國非無良農工女也以為人之所盡事其祖禰不若以己所自親者也此說最盡事親之道又說為人子者視於無形聽於無聲心未嘗頃刻離親也事親如天頃刻離親則有時而違天天不可得而違也

范文正公愛養士類無所不至然有亂法敗衆者亦未嘗假借嘗帥陝西日有士子怒一廳妓以瓷瓦刎其面涅之以墨妓訴之官公即追士子致之法杖之

曰爾既壞人一生卻當壞爾一生也人無不服公處事之當

滎陽公嘗大書治人事天莫若嗇於所坐壁上修養家以此為養生要術然事事保慎常令有餘持身保家安邦之道不越於此不止養生也老子之論亦當於埋矣

焦伯强千之先生嘗稱東漢[redacted]一節至顏子[redacted]滎陽公不以為然列子稱狐父之盜食爰旌目爰旌目義不食其食兩手據地而歐之不出喀喀然遂伏而死狐父之人則盜矣而食非盜也以人之盜因謂食為盜而不敢食是失名實者也

易曰君子以儉德避難不可榮以祿大抵居困否之世惟貧與賤則可以免苟居權寵擁富厚鮮有不及者季札謂晏平仲子速納邑與政無邑無政乃免於難晏子因陳桓子以納政與邑是以免欒高之難大抵春秋之世以無邑與政爲可以免齊與晏子邶殿其鄙六十卒不受也曰慶氏之邑足欲故亡吾邑不足欲也益之以邶殿乃足欲足欲亡無日矣與子雅邑辭多受少與子尾邑受而稍致之公以爲忠而有寵衞與公孫免餘邑六十辭曰甯子唯多邑故死臣懼死之速及也公固與之受其半鄭子張有疾歸邑於公而使黜官薄祭盡歸其餘邑曰吾聞之生於亂

世貴而能貧民無求焉可以後亡敬其事君與二三子生在敬戒不在富也此皆古人辭尊居卑辭富居貧處亂世自全之道可以爲萬世貪冒不厭以致破家亡國者之至戒也

滎陽公嘗言子產有數事失君子氣象者如言民不可逞度不可改又曰子甯以他規我如此之類全無君子氣象又言張良說漢祖詐秦卒大不類子房平日所爲

外高祖侍郎晉陽王公諱子融嘗編集京師世家家法善者以遺子孫

前輩嘗有編類國朝以來名臣行狀墓誌取其行事

之善者別錄出之以自警戒亦樂取諸人以爲善之義也
京師曹氏諸貴族卑幼不見尊長三日必拜
元符末叔祖待制公坐元祐黨人貶道州未至先遣人賃屋兩間時公亦挈家往既至屋窄陋甚更益一間以公狀申郡守不敢往見是時上皇即位已議襃用矣韓原伯川先貶道州公以俱在謫籍不敢相見既原伯與公俱復官內徙原伯先受命往見公亦不敢與相見以爲未受復官命也前輩愼事如此其亦能遠禍矣然且不免則亦命也
蘇子由崇甯初居潁昌時方以元祐黨籍爲罪深居

自守不復與人相見逍遥自處終日默坐如是者幾十年以至於沒亦人所難能也

崇甯間張公芸叟既貶復歸閉門自守不交人物時時獨遊山寺茲蘗道服跨一羸馬所至從容飲食一甌淡麪更無他物人皆服其清德後生取法焉

崇甯間饒德操節黎介然確汪信民革同寓宿州論文會課時時作詩亦有略詆及時事者滎陽公聞之深不以爲然時公疾病方愈爲作麥熟繰絲等曲詩歌詠當世以諷止饒黎諸公諸公得詩慚懼遽詣公謝且皆和公詩如公之意自此不復有前作矣

張琪同美京畿人久遊太學諸生多稱之擢第後守

官衛州陳公瑩中爲郡頗厚待琪禮遇獨異衆人琪深感公恩意然亦不能曉獨異之意崇甯閒琪官衛州諸公貴人數欲招致之琪感陳公見待終不肯迫蓋琪之爲人賢而差弱陳公所以異待之者欲以堅其意也琪終能自守前輩成就人委曲如此教亦多術矣

劉器之論當時人物多云弱實中世人之病大抵承平之久人皆偷安畏死辟事因循苟且而致然耳紹聖崇甯閒諸公遷貶相繼然往往自處不甚介意龔彥和夷貶化州徒步徑往以扇乞錢不以爲難也張才叔庭堅貶象州所居屋才一間上漏下溼屋中

間以箔隔之家人處箔內才叔躡屐端坐於箔外日看佛書了無厭色凡此諸公皆平昔絕無富貴念故遇事自然如此如使世念不忘富貴之心尚在遇事艱難縱欲堅忍亦必有不懌之容勉强之色矣鄒志完侍郎嘗稱才叔云是天地間和氣薰蒸所成欲化相近先覺和氣襲人也

豐公相之稷清節自守一意直道更無他說而未嘗絕物張才叔藎師法之相之元祐間與滎陽公同在經筵有女之喪滎陽公問之曰以公定力如此必無過戚相之云正爲未能如此

李君行先生紹聖中致仕歸虔州元符庚辰歲諸公

既還朝廷君行驛召賜對管句宗子學比國子司業蓋有陰沮之恐在要地者伊川先生嘗問從學者李君行何以復出從學者對曰李司業承朝廷美意不得不出然且歸矣君行既至京師即引疾得歸

伊川先生嘗有門弟子曰赴歌會過差先生聞之大不樂以爲如此絕人理去禽獸無幾爾 一本作幾希

正獻公作相時每月以上尊分遺親舊楊十七學士應之公之甥也月送兩壺楊學士得酒即送酒家易常酒數壺欲飲酒即取之東萊公以爲楊學士英氣偉度必不以脣舌間需玩上尊滋味爲美也得酒貴多不問美惡過人遠矣

李君行先生之長子格篤行博學克肖其父而長於四六表章早歲登科紹聖中知江甯府上元縣滎陽公知太平州李以啟事賀公其略有云知府侍講蘊命世之雄才賦經邦之遠器令聞令望起韋平舊相之家嘉謀嘉猷翊舜禹重熙之代危誠獨立直己不回從容進退之儀挺達始終之節李尋以病不起學士大夫惜之

國語公父文伯之母告季康子君子能勞後世有繼又謂其子聖王之處民也擇瘠土而處之勞其民而用之故長王天下又曰民勞則思思則善心生逸則淫淫則忘善忘善則惡心生沃土之民不才淫也瘠

土之民莫不嚮義勞也左傳亦言民生在勤勤則不匱以此知勤勞者立身爲善之本不勤不勞萬事不舉今夫細民能勤勞者必無凍餒之患雖不親人人亦任之常嬾惰者必有飢寒之憂雖欲親人人不用也公父文伯之母與左傳所記皆故家遺俗相傳之語其必自聖人出也然則後生處身居業其可不以勤勞爲先而嬾惰自弃其身哉

元祐末李君行先生與楊應之學士同在京師安靜自守諸公以其不坿己不甚肎進用趙公君錫無愧爲中丞當薦御史問滎陽公所當薦者公以應之爲對無愧亦不能用更舉楊畏子安爲御史楊畏後反

攻無愧紹聖初應之病卒蘇子由罷知汝州李君行先生在見之與之論當世事子由恨知君行之晚當時議者謂楊李二公如在言路必不肎委靡自已縱無所益亦必極言而去也

司馬温公既辭宥密之命名冠一時士無賢不肖皆所歸重而兩程先生孫莘老李公擇諸公尤推重正獻已而二公同居洛中熙甯末正獻起知河陽明道以詩送行曰曉日都門颭旆旌晚風鐃吹入三城知公再爲蒼生起不是尋常刺史行又與温公同餞正獻復有詩與温公云二龍閒卧洛波淸此日都門獨餞行願得賢人均出處始知深意在蒼生蓋以二公

出處無異且恐溫公以不出爲高也及正獻公自河陽乞在京宮祠神廟大喜召還遂登樞府人或問二程以二公出處爲有優劣二程先生曰正不如此呂公世臣也不得不歸見上司馬公爭臣也不得不退處茲自熙甯初正人端士相繼屏伏上意常不樂以爲諸賢不肎爲我用故正獻求在京宮祠以明不然上意始大喜

元祐間伊川先生旣歸洛中寄范公淳父書云丞相久留左右所助一意正道者實在原明爾（原明滎陽公字也）

伊川嘗言楊應之在交游中英氣偉度過絕於人未見其比可望以託吾道者應之樂善尚德而議論不

苟以富文忠公處事猶不免有心如孫威敏操行不能端一石守道行多詭激特以兩人坿己乃薦威敏代己薦守道可任臺諫又如劉原父文學絕人而喜訕韓富亦加擯抑凡此之類未免有心況常人乎雖然豪髮之失生於心術其流之弊有不可勝言者豈不要賢師友以正救其微邪此應之之論也

太宗眞宗朝睢陽有戚先生者名同文字同文有至行鄉人皆化之睢陽初建學同文實主之范文正與嵇內翰穎之父皆嘗師事焉戚綸其後也所居門前有大井每至上元夜卽坐井傍恐游人墜井守之至夜深則掩井而後歸寢嘗有人盜其所衣衫者同文

適見之諭盜第將去然自此慎勿復然壞汝行止悔無及也盜慚謝而去同文竟以衫予之南康學中至今有戚先生祠堂范文正公初從戚先生學志趣特異初在學中未知己實范氏子人或告之歸問其母信然曰吾既范氏子難受朱氏資給因力辭之貧甚日糴粟米一升煑熟放冷以刀畫四段爲一日食有道人憐之授以燒金法幷以金一兩遺之又留金一兩謂之曰候吾子來予之明年道人之子來取金文正取道人所授金法幷金二兩皆封完未嘗動也併以遺之其勵行如此後登科封贈朱氏父然後歸姓師友淵源必有所自未有無因而然如周茂叔先生

官守南安軍爲守所不禮兩程之父太中公自虔州差攝南安倅與茂叔相善力庇護之其後兩程皆師事茂叔陝西侯無可先生二程之舅賢豪獨立與申顏先生爲友申先生死侯先生傾家所有予之

關止叔嘗言伊川門弟子且是信得及師說

陳瑩中嘗作責沈文送其姪孫幾叟云予元豐乙丑夏爲禮部貢院點檢官適與校書郎范公淳夫同舍公嘗論顏子之不遷不貳唯伯淳能之予問公曰伯淳誰也公默然久之曰不知有伯淳邪予謝曰生長東南實未知也時予年二十九矣自是以來常以寡陋自愧得其傳者如楊中立先生亦未之識也云云

所謂責沈者葉公沈諸梁也葉公問孔子於子路子路不對葉公當世賢者曾有仲尼而不知宜乎子路之不對也瑩中以謂世有伯滇而已不知宜自責者也今世之人聞己所不知其不慍而發謗罵者幾希矣況能自責日夜以爲愧乎瑩中之所以超絕今古特立獨行而不顧非偶然也瑩中爲都司上曾子宣論日錄書云自今觀之成哀之世使大臣之門有負恩之士則漢之宗社未至危亡然則爲大臣者不欺其君盡忠之士亦安忍負其門哉如此等語皆足以立懦夫之志矣其後上呂吉甫書列子有言世以生人爲行人則死人爲歸人矣行而不知歸失家者也

此禦寇未了之語生死無時而不一四大無時而不離何待死乃爲歸乎其生也心歸其死也形化歸而待化復何俟於言哉其精識遠見殆過古人此蓋誘吉甫使之爲善老子所謂常善救人者也

高郵守晁仲約有大賊過城下欲攻城守醵民金與賊賊乃去范文正公富鄭公同在政府鄭公建議守不能死守乃以金與賊失節當誅范公以爲守能醵金卻賊爲有功縱不欲賞安可誅邪既退富公慍曰方今患法不舉方欲舉法而多方沮之何以整衆范公密告云祖宗以來未嘗輕殺臣下此盛德之事柰何輕壞之且吾與公在此同僚之間同心者幾人雖

上意亦未定也而輕導人主以殺戮臣下他日手滑雖吾輩亦未敢自保也富公曰聞高郵人欲食守肉范公曰高郵守既能爲民御賊民感戴之不暇豈有欲食守肉之理仁廟卒從范公議明日富公稱疾不出仁廟問宰執富弼何以不出范曰必是爲爭高郵事上曰富弼非卿門人邪范曰富弼雖與臣相知然弼爲人守義不回心不安者不苟從也此正是弼好處上曰此卻是卿好處後范富俱罷政富以事召至京師譖之者甚衆或以爲富公有不臣之意至京師不得見者累日富公甚恐懼且悔建議高郵之非歎曰范六丈眞聖人與吾淺見不同

滎陽公嘗榜文中子數語於家中壁上云子之室酒不絕注云用有節禮不缺也

周恭叔行己嘗言見呂與叔博士説必有事焉而勿正心勿忘勿助長也浩然之氣充塞天地雖難得而言非虛無也必有事焉但正其名而取之則失之矣又不可忘之也忘之者不芸苗者也正其名而取之者非苗者也

伊川先生嘗言成王不當賜魯以天子禮樂使周公在必不受也故曰魯之郊禘非禮也周公其衰矣後世儒者以爲周公能爲人臣所不能爲之功故賜人臣不得用之禮樂此尤傷敎害義也爲人臣如周公

始可故曰不以舜之所以事堯事君不敬其君者也范正平子夷堯夫丞相之子賢者也能世其家嘗言其家家學不卑小官居一官便思盡心治一官之事只此便是學聖人也若以爲州縣之職徒勞人爾非所以學聖人也

周恭叔又說先生教人爲學當自格物始格物者窮理之謂也欲窮理直須思始得思之有悟處始可不然所學者恐有限也恭叔又言陰陽不測之謂神（横渠先生云兩在故不測）仁者見之謂之仁知者見之謂之知然則聖人之道仁知者皆不能測也一陰一陽之謂道仁且知夫子所以既聖也乾坤之於易猶陰陽之於道

仁知之於聖也故曰乾坤其易之緼邪乾坤成列而易立乎其中矣乾坤毀則無以見易易不可見則乾坤或幾乎息矣

李君行先生說武王數紂之罪曰郊社不修宗廟不享歷觀諸書皆以郊對社蓋郊者所以祭天社者所以祭地也南郊北郊五帝之類皆出於周禮聖人書中不見也嚴父配天之禮蓋始自周公若自古有之則孔子何得言則周公其人也列爵爲五分土爲三蓋至周始定若夏商以前俱如此則書爲妄也因言吾徒學聖人者當自用意看易詩書春秋論語孟子孝經而已中心既有所主則散看諸書方圓輕重之

來必爲規矩準衡所正也又言史書尚可最是莊老
讀時大段害道
萬物皆備於我矣反身而誠富有之大業至誠無息
日新之盛德也
田腴誠伯嘗說他用心多使氣勝心每心有所不善
者常使氣勝之且云自知如此未得爲善也
誠伯又言讀書須是盡去某人說某人說之心然後
經可窮矣
李君行先生學問以去利欲爲本利欲去則誠心存
矣
李君行先生說年二十餘時見安退處士劉師正解

春秋文字甚愛之從他觀其文他亦不惜也後於楚州聚學他一日見訪問曰李君在此何欲荅曰爲大人令去應舉令及第後歸今次以朞服礙卻欲且就此處修學以俟後次應舉也劉曰不然夫不可得而久者在父母之左右也君行於是便歸鄉然則劉師正者君行之師歟又云嘗語君行今之人所以爲學者某卻不會如此爲學

徐仲車先生少年時爲母置膳先過一賣肉家中心欲買他肉遂先於市中買他物而別路於歸途爲順且亦有賣肉者因自念言心中已許買他家肉若捨而之他能不欺心乎遂迂道買肉而歸且云己之行

信自此始也又言少年時逐日以衫帽揖母一日當見貴官乃用幞頭襴衫因自念言天下之尊無踰父母今反不若見貴官自明日以幞頭襴衫往揖母焉家人之見者無不笑之既久亦不笑也且云己之行敬自此始也

徐仲車見門人多於空中書一正字且云於安定處得此一字亦用不盡

徐仲車說以信解誠不能盡誠至誠無息信豈能盡之乎

伊川先生嘗說楊子雲云聖人之言遠如天賢人之言近如地是不然也當爲他易數字曰聖人之言其

遠如天其近如地其遠者須謂之遠其近者須謂之近也

范辯叔說今太學長貳博士居此住者皆利於養資考求外進也爲之學生者皆利於歲月而應舉也上下以利相聚其能長育人才乎此於本亦已錯了更不須言也

田誠伯說仲弓問子桑伯子子曰可也簡仲弓未以爲言也乃曰居敬而行簡以臨其民不亦可乎居簡而行簡無乃太簡乎子曰雍之言然仲弓未以聖人之言爲然而問之而聖人以仲弓之言爲然也學聖人者如仲弓可也且云見君行如此說

誠伯說公羊不知聖人之意也故其立言多傷敎害義至如母以子貴子以母貴及人臣無將將而誅此二者尤甚至令西漢時尊崇丁傳及誅大臣以爲將謀惡者葢用公羊之說也其爲天下後世害甚矣

李朴先之說臨離洛時請敎於先生先生言當養浩然之氣語先之云觀張子厚所作西銘能養浩然之氣者也

先之說以舉業育人才不知要作何使用

誠伯說近世學者恐無有如橫渠先生者也正叔其次也又云向日因看正蒙書似有箇所得處又云每見與叔中庸解便想見其爲人由是觀之誠伯師橫

渠也

劉元承元禮嘗師事伊川說紀侯大去其國大者紀侯之名也齊師未入境而已去之則罪不在齊侯也故不書齊侯焉又見伊川先生說仲尼曰惜乎出境乃免須終身不反始可免罪

滄州高朝奉說他師事伊川先生嘗見先生說義者宜也知者知此者也禮者節文此者也皆訓詁得盡惟仁字古今人訓詁不盡或以謂仁者愛也愛雖仁之一端然喜怒哀懼愛惡欲情也非性也故孟子云仁者人也

樂文仲說眉浩學士事亦好常見人寫字不端正必

須勸戒之或人問之曰每事無不端正則心自在矣
陳正端誠說王輔嗣王介甫有大段不通處須要說
應故也田明之說易所以尤多過者須要說無應故
也易中自說上下敵應剛柔相應之類甚多豈得謂
之無應但不可執定耳
又說邵堯夫先生說孟子雖不說易然精於易者也
且云能說可以仕則仕可以止則止及禹稷顏子易
地則皆然非精於易豈及此乎
李君行說他每日常多只讀易書詩春秋孝經問讀
孟子田明之說他賞只讀易論語孟子老子楊子如
莊子未暇讀也

吳叔楊紹聖中嘗說世人多欲勝於學故無所不爲唯陳瑩中學勝於欲故有所不爲且云瑩中今諸公非不知他但不可得而用也又說字說詩字從言從寺詩者法度之言也說詩者不以文害辭不以辭害志惟詩不可拘以法度若必以寺爲法度則侍者法度之人峙者法度之山痔者法度之病也古之置字者詩也峙也侍也痔也蓋以其聲相近取耳

又說今之學者必要一其說是不知聖人之意也无妄之往何之矣言无妄之世往無所之也无妄之往得志言无妄而往則可以得志也其言无妄之往則一其所以爲无妄之往則異也

任湻夫說莊子儵忽混沌之說郭象只以爲者敗之解之則解經者何用多言

范子夷說其祖作外任官時與京中人書居京愼勿竊論曲直不同任言官時取小名受大禍因言吾徒相見正當論行己立身之事耳又說仲尼聖人也才作陪臣顏子大賢也簞食瓢飲後之人不及孔子顏子遠矣而常歎仕宦不達何愚之甚若能以自己官爵比方孔顏僥倖甚矣又說凡人爲事須是由衷方可若矯飾爲之恐不免有變時任誠而已雖時有失亦不覆藏使人不知但改之而已

李君行田明之俱說讀書須是不要看別人解者聖

人之言易曉看傳解則愈惑矣田誠伯說不然須是先看古人解說但不當有所執擇其善者從之若都不看不知用多少工夫方可到先儒見處也

陳端誠說易須是說到可行處始可

陳瑩中說書曰惟彼陶唐有此冀方今失厥道亂其紀綱蓋堯授舜舜授禹禹授啟三聖一賢相繼未始失道也至太康失邦故上推陶唐而云今失厥道自堯至太康百二十年矣

又說大舜有大焉善與人同舍己從人樂取於人以爲善自耕稼陶漁以至於爲帝無非取於人者取諸人以爲善是與人爲善者也故君子莫大乎與人爲

善夫能如是故能養其大體而爲大人故能格君心之非而使天下利見故能言動以爲法則後之人急急然唯欲己爲是也恐其畔己以利誘之以害敺之天下終不以爲然而自以爲過天下何愚之甚

又說安而行之聖人也自非聖人皆利而行之者也何也欲遷善遠罪是利於善也欲忠於君是利於忠也欲孝於父是利於孝也其餘皆然今之學者不能見其近者小者而妄意談其大者遠者故終汗漫而無成也

陳瑩中說學者非獨爲己而已也將以爲人也自王介甫解經止尚高論故使學者棄民絕物管仲晏嬰

霸者之佐一也桓公殺公子糾管仲不能死有三歸反坫官事不攝可謂違禮之極矣崔杼弑其君晏子從容於其閒依禮而後去可謂有節矣然孔子之稱晏子則曰善與人交久而敬之而已及稱管仲則曰如其仁如其仁豈不以管仲功及天下所濟者廣而晏子獨善其身而已哉

又說陰陽災異之說雖儒者不可泥此亦不可全廢王介甫不用此若爲政依介甫之意是不畏天者也已上皆紹聖中語

前邵倅吳朝奉說近世士大夫太不以節操爲事因說與他立節非一朝一夕所能爲蓋在平日之所養

也他甚然之時李自明在坐云此事閒時說時甚易
在於臨事時要執得定耳因言昔人有自諫官以言
事被責時兼判國子監乃與諸生往賀焉蓋嘉祐以
前以言事被責爲榮也既見顔色慘沮殆不能說話
昔人尚如此他人未易能也吳因言自小讀書用得
工夫不正當立節非素養不能學得不正則所養亦
非也
陳瑩中又說學者非止讀誦語言撰綴文詞而已將
以求吾之放心也故大畜之卦曰君子以多識前言
往行以畜其德所謂識者識其是非也識其邪正也
夫如是故能畜其德所以言天在山中者前言往行

無有紀極故取天之象焉

塋中說今有人曰仕宦顯達者使天下謂之賢人則不可使天下謂之不賢人則可矣使天下謂之賢人是自取其善而歸過於其君也使天下謂之不賢是自取其惡而歸美於其君也曰是則不然此乃李斯分謗之說也不能盡受其惡名使惡名不及於君是李斯而已何況天下謂之不賢未必不爲其君之累也

又說范子思所知所守過於其兄范氏家學便有使處

又說孔子以柔文剛故內有聖德而外與人同也孟

子以剛文剛故自信其道而不爲人屈也衆人以剛文柔故色厲而內荏也卻說與他楊子之書唯是說到孟子之書如自得之發於面平旦之氣養浩然之氣之類皆自得處孔子則并自得處亦無

又說學者非特習於誦數發於文章而已將以學古人之所爲也自荊公之學與此道壞矣

又說凡欲解經必先反諸其身而安措之天下而可行然後爲之說焉縱未能盡聖人之心亦庶幾矣若不如是雖辭辯通暢亦未免乎鑿也今有語人曰冬日欲水夏日飲湯何也冬日陰在外陽在內陽在內則內熱故令人思水夏日陽在外陰在內陰在內則

內寒故令人思湯雖甚辯者不能破其説也然反諸其身而不安也措之天下而不可行也嗚呼學者能如是用心豈曰小補之哉

莊子曰道之眞以治身其緒餘土苴以治天下國家曰是不然禮記曰誠者非獨成己也將以成物也我之所得者不能盡推於人非聖人之道也但行之一身有先後耳孟子曰窮則獨善其身達則兼善天下方其窮也獨善一身之道乃兼善天下之道及其達也兼善天下之道乃獨善一身之道也施於一身而非有餘也施於天下而非不足也是之謂聖人之道學聖人者不能以孔子孟子爲心而專以莊周爲我

之書爲說烏在其學聖人也瑩中說爲學日益爲道日損尋常人便說作兩事失之遠矣蓋語學則益道則損二卦未常偏廢也所損者懲忿窒慾所益者見善則遷有過則改也若用此說方始可行不然則虛語也又云胡先生在邇英講損益卦專以損上益下損下益上爲說

童蒙訓下終

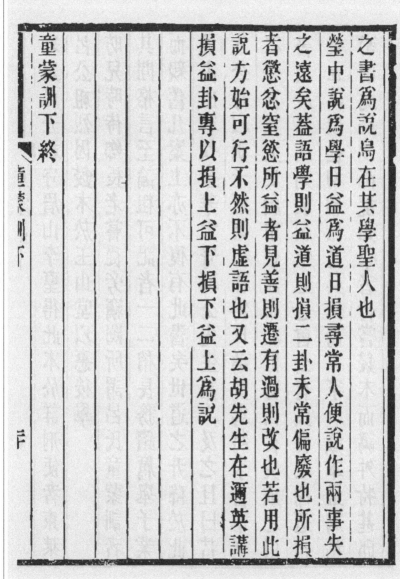

紹定己丑郡守眉山李皐得此本於詳刑使者東萊呂公祖烈因鋟木於玉山堂以惠後學

昉兒時侍鄉長老嘗從旁竊聞所謂呂氏童蒙訓者其間格言至論粗可記者一二稍長務鑽厲舉子業而親舊几案上亦不復有此書矣世道之升降於此可占也客授金華太守邱公先生語次及之且曰昔先公每以訓子姪某初在傅日誦習焉將求善本刻之學宮或太史祠中使流布於世昉因從臾成之曰書出於呂氏刻於祠堂宜也會公有民曹之命迺出錢五萬以從初約呂兒弨伯喬年家所藏本最爲精密前此長沙郡龍谿學者皆嘗鋟木而譌舛特甚邱

公所誦習者未知何所從得也初舍人呂公以正獻長孫逮事元祐遺老與諸名勝遊淵源所漸者遠渡江轉從流落之餘中原文獻與之俱南因即疇昔所聞見者輯爲是編合部既手寫而藏之弜伯又是正而刊之庶幾可以傳矣書之所載自立身行己讀書取友撫世疇物仕州縣立朝廷綱條本末皆有稽據大要欲學者反躬抑志循序務本切近篤實不累於虛驕不鶩於高遠由成己以志成物豈特施之童蒙而已哉雖推之天下國家可也弜伯屬記始末因輒坿所聞於其後是亦邱公之志焉爾公名壽雋字貞長文定公之嫡長子云嘉定乙亥中秋日四明樓昉

謹書

臨證綜合類（婦科、兒科）

一本堂行餘醫言（一）

卷一—三

〔日〕香川修德　著　五條橋通堺町（京都）丁子屋定七　天明八年刻本

〔日〕香川修德　著　[illegible]（[illegible]）[illegible]八年刻本

一本堂行餘醫言（一）

卷一[illegible]

[illegible]（[illegible]）

每部必有印記　翻刻
若無者係僞刻　必究

行餘醫言

先子初年使門人小子寫録此書皆未脱藁
者難奈既傳播於人間最爲可憾矣晩年頗
多所改正今考訂癩門附梓以公于世逐門
續閲將上木四方諸君勿以他本爲眞焉

平安　文泉堂發行

行餘醫言序

予在播州幼受讀書未知所向十四五聽講朱晦菴學亦未有所得十八歳發來京師從仁齋伊藤先生學五年志始有所立乃自以為將以我所知所聞施諸人曰奈毋一人予一人決不可離索矣竟絕望不得遂四方之志又以為聖賢千言萬語皆以修身為本其身不修何遑他及修身以無病為要其身有病忠孝倶不可為豈又遑治人乎乃學醫於養菴後藤先生先生初不肯教曰恐子為醫不

行餘醫言　卷之一

得如願再三推辭欲不為醫予強請教一意學之三年古今醫籍涉獵殆盡而無當予心者再取素問靈樞八十一難始終縱橫誦讀數遍乃擲書憤起曰邪說哉奚用是為若謂非據此則醫終不可為則已奚用是為歷歷堂堂聖賢之徒反賴異端邪說修身治人縱使變成岐伯扁鵲固非所望何足希哉次取張機傷寒雜病論反覆熟讀四三年以為古今醫人中之翹楚無復出其右者大奇藥方信之至矣惜乎其論全出于素問不免混乎陰陽者流且古

一二謬妄也吁得非千載一大遺憾乎哉況其下者邪晉齊隋唐葛洪皇甫謐褚澄巢元方孫思邈王燾之徒皆同意趣宋元以下益隳議論無足取者上下古今二千年未嘗見一人一書可祖述憲章者於是乎創得發明一本宗旨質之先生先生曰我亦久疑舊醫說雖然此乃古今一大結搆非老子所及故未決也爾後講習討論畧得就緒惟恐自我作古人人所憚雖然愚者一得殆不可已若因是得罪我所不辭也倘為正學人所取則幸甚矣決非醫

家者流所知也乃為吾黨小子著行餘醫言若干卷漸次
刻櫻板貽諸子孫以擬青氈自今以後入吾門者有得用
是醫言為基址精之又轉深到蘊奧則我雖死而猶生也
此所深望也此所深望也一本堂主人香川修德誌

一本堂行餘醫言

平安　香川修德太沖父著

目錄

卒死

癩

目録畢

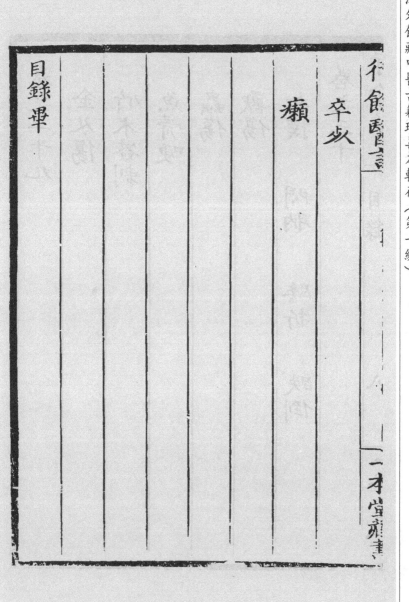

一本堂行餘醫言卷之一

平安　香川修德太冲父　著

診候

望形　問證　聞聲　切脉　按腹　視背

大凡診候病人，必當精細周悉，極盡委曲，務欲知其衷情，察識證狀。多方深考，意匠無所遺憾，是故古稱四診，而今舉六候者，只是反覆丁寧，嚴致欽慎之意，冀須臨視無惑，治療不誤，不可一著苟且，以存人命至重之戒。

望形

古人專以望色為望。而吾門則不然也。凡臨病人。須要先視形肉之肥瘦。此為望之第一義。而後候氣之強弱盛衰旺與不旺。

素問云必先度其形之肥瘦以調其氣之虛盛（三部九候論）

又云凡治病察其形氣色澤脉之盛衰病之新故乃治之無後其時。形氣相得謂之可治色澤以浮謂之易已形氣相失謂之難治色夭不澤謂之難已是也（玉機真藏論）

普望色之潤澤枯索。赤白青黄紫黒髮之多少。眉鬚髯髭鬚之生脫眼中之爽慧朧眊唇之色澤舌之乾濕紅白胎之黄白黑灰皮之柔強骨之細大或鼻扇息肉或浮腫目下臥蠶起狀或咽腫口噤或口眼喎斜或痄腮頸腫或結核瘰癧或頭上諸患或全軀長短或瘡癬痙痹或瘡痕新舊之色或手足之肥瘦色澤腫脹瘡瘍或靜躁起臥伸欠跛屈或憂鬱現于面或怒慍色于目或歡喜悲哀笑啼驚怖或錦繡襤褸知平生之貧富或綿肌木指想尋常之苦樂此皆莫非望之事豈止一色而已乎望之義廣矣哉○又

視吐血痰血之色之或黑或紅或凝或雜又看痢疾之腸垢膿血赤白黑褐糞穢雜物又痘瘡有看法詳于痘瘡條其餘諸患之可以目視者不可盡舉亦皆望中之事也

問證

次宜先問證狀亦當委曲詳盡備及遠末譬如傷風寒首問頭痛噴嚏清涕鼻塞咽痛惡寒發熱惡風惡熱項强腰脊痛咽乾口渴能食不能食次問小便赤熱乾嘔口苦不食潮熱耳聾大便結瀉胸中痞結不得臥遂乃旁問衂血

下血。腹痛。癥瘕。下利膿血。手足倦怠。痛痒。痿萎。喘息。短氣、腹滿。脹閉。心下痞鞕。胸脇支痛。眼昏泣淚。種種枝葉。而後查考有無應否。深思熟慮。則既往胸中之成案。諸證準此。

○凡診諸病。須首問食之多少能否。次問溺之通閉。屎之硬軟。此為最要之先務。又問心之喜怒哀樂思慮憂患氣之聚散鬱暢。或嗜好忌惡。又當問昔年所曾病。或嬰兒閒所患。或宿疾滯患。發止遠近。亦宜問尋探索。無所遺漏。

聞聲

古以為聞五音宮商角徵羽者非是也凡聞也者謂聽聞病人之聲之大小高低清濁徐疾爽亮嘶嗄喜怒悲笑辯利蹇澁又聽呼吸氣息鼻音喘鳴鼾欠呻吟噴嚏欬嗽噫噦乾嘔痰聲腹鳴譫語鄭聲狂言妄語其餘韻響可入耳者皆爾又鼻嗅病人之臭亦聞中之一候也有熱臭膿臭糞臭溺臭瘡臭腐臭腋臭體氣陰臭帯下臭屎尿自利臭又嗅口氣可知胃熱結毒家口舌咽喉瘡爛又痘瘡有一種臭痢糞有輕重臭又有死臭何止聞五音哉

切脉

凡持脉密排三指候寸関尺知覺浮沈遲數大小滑濇等脉形以察病之内外輕重元氣之盛虚而又併考胃氣之強弱望問按視之衆診參伍斟量而後可以决可治不可治與生死之分○素問云診法常以平旦不必拘執唯臨疾熟診則雖旦晝晨夜足以知有過之脉况於急卒之疾乎奚期平旦之爲○凡論脉者甚詳則失之鑿甚略則失之疎自古醫人之為病論醫按也其言脉大過細微及可

大疑。故吾門常謂脉得大較為佳。與其失于詳寧失于略

古今二千年來。醫人之多。醫書之夥。不言脉者獨明戴思恭而已矣。其證治要訣一書。全篇無脉字。初大怪之未得意旨。後沈思熟想之。乃知彼非不知脉者。但其方寸有疑于脉。以謂寧直據證狀為治而足焉。不可以有疑者筆之于書也。宜乎戴也。雖然亦可謂失于疎矣。今陳脉大略以示梗槩。其餘可思而得之也。

緩　不數不遲。中和平穩。即平人無病之常脉。故諸脉

得之則雖有苦痛萬狀猶可以保不死

浮　沈之反輕浮指直得

沈　浮之反重按指纔得

遲　數之反緩緩往來

數　遲之反疾速進來　諸脉中之惡候

大　小之反形狀展推

小　大之反形狀縮收

滑　濇之反指下去來前却流利圓轉如珠應指

濇　滑之反指下去來難滯如輕刀刮竹

弦　狀如張弓弦按之不移如按琴瑟弦上

伏　重按至骨隱然潛尋指下裁似動蓋弦之極也

緊　左右彈指狀如轉索無常

芤　浮之中空者猶葱葉外圓內空按之旁有中央

洪　浮大之泛濫者

微　小之益收縮者

結　緩脉中時一止復來

促　數脉中時一止復來。

細　狀如綫。

動　滑之大而有勢者。如豆大厥厥動搖是也。

弱　諸脉之無力者即虛也

其他不可言狀。設使詳悉言狀究竟不可於紙上會得。如

牢（弦長實大）革。（如按鼓皮芤弦相合）濡。（浮而柔細）散。（大而渙漫不收）長。（不大不小迢迢自若）短。（兩頭縮縮）

靜。（緩之遲者）實。（大而長有力）强是也。

按腹

吾門以按腹為六診之要務何則大槩按診腹部可以辨人之强弱也凡按之腹皮厚腹部廓大柔而有力上低下豐臍凹入任脉低兩旁高無塊物無動氣此為無病之人為强在病人亦有此數項為易治凡按之腹皮薄腹部隘狹無力或堅硬上高脹下低鬆臍淺露任脉高兩旁低多塊物有動氣筋攣急虛里動高此為弱為病人之腹在病中若有此數項為難治此其大畧也其餘有深微甚之但

可以口傳不可以書示非敢秘也
凡小兒自四五歲至十三四筋肉猶未强壯故腹皮多薄虛里胸脉多動此亦所可預知也
凡腹裏之癥及疝上下左右及中大小長短圓扁硬軟乍一按著可直的識邪熱肌熱可辨別腫脹可捜知潤澤枯索滿堆低減肥瘦張弛可皆候察虛里可候動氣上下左右及中應掌即覺妊胎血塊可試胸骨之瘦可循而知此按腹之所以不可不必為而有大益于治事也

凡腹甚堅硬者難治甚軟鬆者亦難愈

按腹法凡按腹專尚左手右亦非不可唯使左為佳先將左手掌上齊鳩尾魚肉當右肋端掌後側肉當左肋端指根肉當中脘始輕輕按過漸漸重押三肉進推左旋右還按動無休不宜少移良久掌中與腹皮相合摩其間以似熱非熱溫潤似汗為度如是則掌下腹裏滯結之氣融和解散莫不猶開雲見日也唯以久按離守半時許為妙若夫苦手溫和掌可謂醫者之富貴矣而此固係于天禀

何強求何必之乎。

靈樞云緩節柔筋而心和調者可使導引行氣爪苦手毒爲事善傷者可使按積抑痺官能篇○苦手温和掌見玉樞經

近時有推拏法即按腹之法見頤體集此乃古人導引按蹻之遺意但導引按蹻雖非治篤疾之術亦足以爲療病之末助古稱熊經鳥伸即華佗五禽之戲其後稱坐功是也此皆自行之術耳今之導引家固是無學之聾賤閑有苦手温和掌者率賴奇貨得效元非術之善者故欲使行

導引按蹻者可試手掌而後使為之如是則雖無術可得効或按腹抑癥或屈伸手足十指或摩動肩背腰股關節使氣散體和腹裏安穩此按摩之所以有小益也

視背

緩病不可不必熟視背部何則大緊癥之在腹裏也輕者浮淺重者沈深其深重者沈于腹底凝于背裏故使背肉或陷或脹脊骨或左曲或右折或突出高起或痛或張此皆由癥之所倚推使然也若視其如是則直點其處可

灸最好。或候其上下左右，取穴灸之。若不知視之，早治及其甚，則或左或右，偏倚斜歪，背面不正，脊骨突起，屈折不可復伸，終成傴僂，其卒也成勞而斃矣。兒童特多，可不畏乎。此吾門之所以視背為六診之一，而每致察于斯也。又肩膊之間，肉之凝而脹起者，直灸其上而佳。且視背色，知瘀血有無。視灸痕色赤紫黑白，紫黑者必有瘀血。

凡背肉之堆起低陷者，不拘上下左右中側，直灸其上可也。脊骨之屈折者，亦不拘上下，直在其處挾骨，或骨上直灸尤好。只須早從事。

凡肥瘦。背最易見。面瘦者。一望而已知之。間有面不瘦者。非視背腹。不可辨也。又有上氣逆升者。不唯面不瘦而色澤亦反旺好。如是者。在背上。可辨潤澤枯索。其肉實骨隱肉脫骨露。潤澤枯索。一視而不可掩。故背不可不候也。

附　察手足

手足亦不可不視察。自肥瘦色澤。以及腫脹瘡瘍。或瘡之瘢痕赤紫。肉之隆起陷入。骨之腫突。經筋之攣急弛縱。心詳診候治事無遺失矣且如手痹其痛自亦知之聞者亦知之至自肩及肘之間肉削脫則不視不可知痛者自不覺聞者固所不知此非視察何能認得又如癩其指屈不伸腫而紫色或手背肉脫如削或虎口肉減此亦可望而知又肘腫如鶴膝痹或腫潰成漏此即結毒又如脚痹其痛自亦知之聞者亦知之至肉脫與腫則不視不可知且如浮腫按脛肉應雖微也必可知也世唯知察趺上不知視脛肉應素問豈不云乎足脛腫為水未嘗先言趺上此

望脚之看候也。況其肥瘦色澤肉之脹起削脫骨之腫突紫。立筋之攣急痿軟。瘡之腫痛發漏瘢痕之赤紫腫脹之硬軟多少。臀肉腨肚膝之上下。股胻之內外足趺足底亦皆不可不視察。此察手足之所以不能不列望診之末也。

處方

凡欲處方者。須先讀本草畧通藥物之大較。辨明形狀氣味。美惡。新陳。眞贋。和華。宜否。四方產物。審識甘苦辛酸鹹淡濇薟之味。香臭腥臊之氣。而後合和稱宜。調齊得法。則方可以立矣。推原其始。蓋以單行者爲本。如某物主治某病是也。據此相爲隊伍。撰擇作方。則幾乎其不違矣。素靈雖有數方。體格未備。春秋已前。和緩之書。藏閣史記道經畧載扁鵲倉公數法。至魏華佗。亦有方法。惟後漢張仲景氏最善撰用。爲製方之祖。後之欲立方者。宜楳倣仲景之方以處之。其法可汗則汗之。可下則下之。可吐則吐之。可

和解則和解之。可溫則溫之。原情定罪。唯以誅首惡為要
而旁枝細故。不遑追挨。此謂正大當然之法。譬如感邪輕
則用桂枝湯。稍重則用麻黃湯。唯以去邪為主。不顧兼證
邪去而諸患自除。如後世治邪氣舉其方。更視頭痛加芎
藭。咽痛加桔梗。兼證愈多。用藥益群。幾至有三十餘品者
陋哉。雖使僥倖愈病。竟不可究知其何物功。此豈知立方
之意者哉。隊伍。自二三品。至五六品。為佳。多者不過九種
觀仲景之方。可以見也。如群隊之方。間有効者。亦竟不可

詳何故後將孰適從醫書有七方十劑不必拘也況如奇偶大小輕重滑濇元是修合之當則而不得不自然而然焉須強解名謂乎

凡讀方書專以傷寒論金匱方論為主自晋及唐初其閒有名醫數輩方法可取而無書存者盡在王燾外臺秘要中收之故此書不可不讀千金方差涉煩雜讀亦可不讀亦可殊勿讀宋以下書自宋局方行而元明以來醫家者流皆從事於斯曾無稜出範圍別持正說者故不足讀也

若其胸中已有立志確乎不可撓之操而後欲見近時之風格廣大見識則涉獵諸書收一得之長取一二有益于治筆則予曾所謂旁觀之資益修治之廣見也

素問謂方制君臣奇偶大小蓋奇偶大小當然之名理固不俟言但君字大不是凡方者我所使用我自為君以藥為臣察識其賢愚利鈍默涉之左右之用舍之唯從我心之所欲使為如是而後汗下補瀉各得的當使用當器能奏勳績若以君視之則畏之貴之仰事俯伏無敢覬望猶

庸流貴蔘耆。畏消黃。眩惑桂麻。睥睨芩連。發攻溫清。動輙愆期。此皆非貴之畏之。以君視藥之所致乎。故君字大不是。若欲假擬之。宜謂主病者為元帥。首帥將軍佐之者為副將。偏將。裨將。其餘者皆為卒伍。其他至卿大夫士。諸司諸職。亦但我自為君。以諸藥為臣。使而後可以指使如意。任我所欲。豈得以我所奉事而使乎。

素問云。方制君臣。又云主病之謂君。佐君之謂臣。應臣之謂使。又云君一臣二。制之小也。君一臣三佐五。制之

中也君一臣三佐九制之大也又云君一臣二奇之制
也君二臣四偶之制也君二臣三奇之制也君三臣六
偶之制也又云近者奇之遠者偶之汗者不以偶下者
不以奇又云補上治上制以緩補下治下制以急近而
奇偶制小其服也遠而奇偶制大其服也大則數少小
則數多多則九之少則二之奇之不去則偶之是謂重
方偶之不去則反佐以取之此謂君一則可言矣謂君
二君三者抑亦何說耶君
豈有二三者哉此君字之所以大不是也唯方制以九
為多者為特得之吾門以君字為不是者於是可見已

用劑

吾門用劑大槩以一貼重四錢為中正差重者至五錢以內差輕者至三錢以上用水二合煮取一合若小兒劑三錢以下一錢以上水亦宜減少應劑輕小若十錢以上二十錢以下重劑宜照水率增加升數況若用土伏苓二十錢至五十錢亦同前法令舉一二舊例以資參考

惠民和劑局方凡例云凡用劑必須六錢至八錢以為中正羸弱者五六錢為劑壯盛者必須兩餘方得取應少則藥力不足多則不勝藥勢兩謂十錢也此乃明崇禎中袁元熙朱葵較閱之時所記凡例也且云是書原宋之御局惠民者故銖兩太多若今修合不必執泥或十分之一或百分之十皆可

醫學正傳凡例云凡古方分兩重數太多難憑修合今悉改為小劑且如一料十貼之數原方用藥一兩一貼止該

一錢從其輕重以十取一惟效東垣都作一服之義庶使後學依方修合之便云

此明虞摶所編今按正傳中所用藥劑多者槩至十錢餘中者七八錢少者三四錢而或作一服或作二三服令時世醫之修合藥也大槩藥一貼重一錢甚輕者不過五六分雖重者亦不上二錢偏考華人方書未嘗有如是輕劑雖小兒恐難救治況大人乎況劇疾乎不得取効必矣且用水亦無定律通天下醫流之煎法一貼一錢藥用

水一盞半煎取一盞盞亦無定器唯任病家人隨在用之大者容一合五六勺小者容一合一二勺醫人泛然不質陶器之大小病家人踈懶無知徒循俗習苟焉不慎如是則藥少水多竟是淡薄稀汁何能奏効此雖依虞摶凡例言所誤而虞之所言特證舉斯一貼一錢藥直作一服耳若今時淡薄藥湯二三服猶之不盡或至五六服而止也誤之又誤有過之者乎又安有一錢藥用水二合四五勺之法乎哉況且使爲貳煎乎陋亦甚矣。

凡修合方藥以每品別秤不失銖分為要如此則分量各定無復差錯而此邦百年以來制木葉匙抄取剉藥臨時修合習俗成風不可更易是故今姑擬制合匕以省品品異秤之勞詳見造合匕說中

量則

唐虞之世始同律度量衡夏商雖互有沿革損益未見文

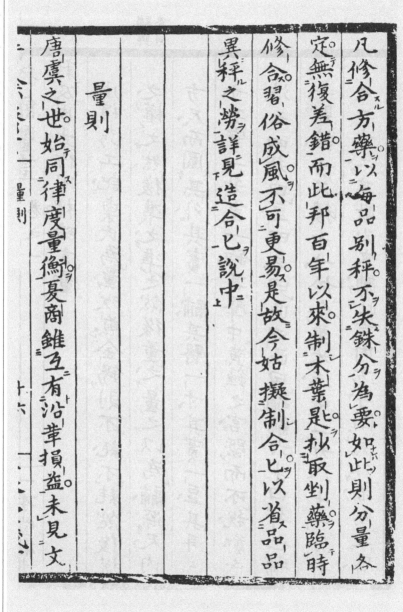

鬴與釜同

籍及周末作周禮略言量

周禮考工記㮚氏為量改煎金錫則不耗不耗然後權之權之然後準之準之然後量之量之以為鬴深尺内方尺而圜其外其實一鬴其臀一寸其實一豆其耳三寸其實一升重一鈞其聲中黄鐘之宮槩而不税鄭氏注云四升曰豆四豆曰區四區曰鬴鬴六斗四升也鬴十則鍾方尺積千寸於今粟米法少二升八十一分升之二十二其數必容鬴此言内方尺而圜其外者為之脣

及兩漢固皆率由之總與尺度相通行

漢書律歷志云量者龠合升斗斛也所以量多少也本起於黄鍾之龠用度數審其容以子穀秬黍中者千有二百實其龠以井水準其槩合龠為合十合為升十升為斗十斗為斛而五量嘉矣其法用銅方尺而圜其外旁為庣焉師古曰庣不滿之處也音吐彫反其上為斛其下為斗孟康曰其謂仰斛也其下覆斛之底受一斗謂左耳為升右耳為合龠其狀似爵以縻爵祿晋灼曰縻散也

而至其詳細則不可悉推知也大較周漢一升用今一合
為可耳故傷寒論中藥方水數一升今宜只用一合三國
晉以下每代漸大至明尤大然猶且小於此邦也此邦古
制全據唐法

右丞相清原公令義解淳和天皇天長十年右大臣從二位兼行左近衛大將清原夏野撰雜令云卷第十凡度十分為寸十寸為尺一尺二寸為
大尺一尺十尺為丈謂度者分寸尺丈引也所以度長短也分者以北方秬黍中者一
廣為分者黑黍也秬量十合為升三升為大升一升

斗為斛。謂以秬黍中粒容一千二百為籥，十籥為合也。權衡，二十四銖為兩，兩為大兩，一兩十六兩為一斤。謂以秬黍中者百黍重為銖，二十四銖為兩。凡度地量銀銅穀者，皆用大，此外官私悉用小者。謂量者權衡升斗相兼之稱也。文唯舉銀銅，不言金鐵，金貴於銀，鐵賤於銅，即貴者用小，賤者用大，雖文不言，亦須準知。凡用度量權，官司皆給樣，其樣皆銅為之。古記唯止是耳，且其倉庫令缺，其中或記量之大小，入實亦未可知也，而無之，則今皆不可考知其詳也。而今之所通行用，不知自何時而然也。故謂一合者，皆言

今一合也升斗亦可準知

平安中村惕齋欽著三器全書其考畧附

周漢古斛一升當今一合一勺七撮九二弱

魏一升當今一合二勺九撮餘

後周官斗一升當今一合一勺零三餘

玉斗一升當今一合二勺五撮一餘

鐵尺量一升當今一合四勺一撮八五餘

隋唐大斗一升當今三合七勺八撮二餘

小斗即三分之一

宋一升當今四合二勺五撮六强

元一升當今六合七勺九撮五餘

明鐵斛一升當今五合六勺四撮九五餘

通斛一升當今四合八勺四撮餘

江戶荻生徂徠（雙松）著度量衡考其考畧附

周一升當今八合九勺九撮八二三八九四六六七餘

漢一升當今九勺三撮一二

魏晉一升當今一合零三撮

宋齊一升當今一合零八撮

梁陳一升當今一合一勺

魏周隋王尺量一升當今一合三勺九撮四八

　開皇官尺量一升當今三合二勺四撮五

唐一升當今四合一勺八撮四四

宋同隋量

元一升當今四合六勺三撮

明一升當今五合七勺一撮

已上杪録以備初學之査檢其詳見三器全書度量衡考可知矣特怪　惕齋之貞謹誠心加以數學其考如是又怪徂徠之博覽英才加以筭術其説如是若欲從惕齋則疑乎多大欲從徂徠則疑乎細少如是其將誰適從夫千載之遠數代之變古人逞知力擅才藝模楷古器證據遺文製造律度量自以為窮盡精微而後人猶且議其差訛況乎在今古器既不可見徒徵文籍推

筭久遠乎反人物極盡詳細精微予恐不得不至于鑿也予故謂度量姑知其大較而可也不可必強求的中精微往日與伊藤東涯（長胤）論及此事亦同予意其制度通所言即是此意可以見也

水率

吾門煎藥水率大畧以水二合煮取一合為度蓋用制

貼以秤四錢為中正差重者五錢上下差輕者三錢内外俱用二合水數若至十錢十五錢二十錢大料則其水皆推是例可以準知也若十錢藥用水五合煮取二合半十五錢藥水八合煮取四合二十錢藥水一升煮取五合是也且如大劑自三十錢至五十錢亦皆宜倣上法如小兒藥以二錢為中正用水一合煮取五勺或若二錢以上一錢以内亦宜照此增減水數但和華斗量不同古今入實不一彼此參差不可十分詳細今據大數立法餘在其人

行餘醫言　卷之一　　　　　　　一本堂藏書

斟酌用之耳或如惡濃煎煮可增水煮稀而用之嫌多飲者可必煮減成稠汁而少飲之亦在意量適宜今舉一二舊例證明立法之大較

本草序例云凡煮湯欲微火令小沸其水依方大略二十两藥用水一斗煮取四升以此為准梁陶弘景名醫別録合藥分劑法則

千金方凡例云凡煮湯用微火令小沸其水數依方多少大略二十兩藥用水一斗煮取四升以此為率皆絞去滓

而後酌量也。唐初孫思邈作

今按唐時之秤。自後漢歷六朝迄隋唐。皆用小秤。大約一兩重。當今秤三錢三分三釐餘。二十兩重當今秤六十六錢六分六釐餘。又按唐時有大斗小斗。小斗即後周玉斗也。三倍之為大斗。大斗一斗。當今新升三升七合九勺弱。並取十分之一。則藥重六錢六分六釐。水計三合八勺弱也。

千金方新凡例云。世人不知斤兩升合之制。又不知湯液

煮散之法令從舊例率定以藥二升古用水一小斗煮取令一升五合去滓空分三服宋仁宗朝林億等奉勅校定之時所記新凡例也

今按云藥二升者其重不可知幾許其小斗者亦不可考然宋有三倍之大斗其一斗當今新升四升二合六勺餘則三分之一即小斗之容實一升四合二勺也其云取今一升五合者意是大斗之積即四合二勺半強如此則合水一斗煮取三升之法也若不然則煮取七合之一不合

古式觀其云一小斗云今一升五合而可見也
醫學正傳凡例云凡云用水一盞即今之白茶盞也約計
半斤之數餘倣此　明虞摶編
今按正傳中藥方分量多者自十錢餘下至七八錢則用
水二盞煎至一盞或自六七錢下至三四錢則用水一盞
半煎至一盞或取七分盞而皆以為一服半斤即八十錢
秤水當今新升一合六勺此用京城中水秤之夫水之至
清輕甘莫過於平安秤京城中水一升重五百錢以内一

合重五十錢以内猶且西北方清而輕東南方次清而較重水皆須用新汲者諸州擇水宜以此為則擇取至清輕甘者也

本草序例註云今之小小湯劑每一兩用水二甌為準多則加少則減之如劑多水少則藥味不出劑少水多又煎熬藥力也　明李時珍註

煎法

凡煎藥薪炭非所拘急病急煎緩病緩煎薪蒸隨在用之何止以蘆葦是為乎況無蘆葦之地求且不可得豈勝待其至乎但用炭緩煎則藥汁粘濃氣味不得不厚雖緩病宜之若惡厚重氣味者須用細細薪枝急煎如此則藥汁不至粘稠故易為飲且如急病非柴薪急煎則藥汁不能早成此柴薪之所以益勝於炭也

此邦百年以降通天下煎藥法先入藥於小布袋中而後

投罐中煎過。若藥多袋小則藥鬱滿袋中布理閉塞不得
漏出氣味是故直投藥罐中不須布袋水煮臨欲止火別
設藥篩漉過此為上法
本草序例云。凡煮湯欲微火令小沸其水依方大略二十
兩藥用水一斗煮取四升以此為准然利湯欲生水而
多取汁補湯欲熟多水而少取汁不得令水多少用新布
兩人以尺木絞之澄去泣濁紙覆令密服湯寧小沸熱則
易下冷則嘔涌此即梁陶弘景名醫別錄合藥分劑法則

而其利湯之生補湯之熟及水之多少不必拘泥前條下詳言之。

服度。

凡服湯法大約分為三服此以煮取三升故三服三升耳。後漢一升大畧當今一合内外而華中歷代量容不同至唐亦從三服之法則概言大數也今以煮取一合則當直一服重病劇疾皆宜從是法若緩病輕證分為二服而可也吾門平常二日三貼之度即應日三服之法也猶且病甚則一日二貼四服以瘥為度而世間以夫水多藥少盞半煎取一盞之薄藥汁至分為五六服法已不從藥之無効宜哉醫流阿徇之弊實至于茲痛矣哉

本草序例云病在胸膈已上者先食後服藥病在心腹已下者先服藥而後食病在四肢血脉者宜空腹而在旦病在骨髓者宜飽滿而在夜　見神農本草名例中今按此以

皆非也。凡服藥以食遠為佳。吾門專用是法。雖使其後服藥。而豈得後服之藥與前食不混雜。而浮湛別在上面乎。使其先服藥後食。而豈得先服之藥與後食不混雜而先登直奔下體乎。且空腹飽滿亦非可服藥之時。究竟皆鑿說耳。

傷寒論桂枝湯方後云。右伍味㕮咀。以水柒升。微火煮取參升。去滓。適寒温服一升。服已須臾。歠熱稀粥一升餘。以助藥力。温覆令一時許。遍身漐漐微似有汗者益佳。不可

令如水流漓病必不除若一服汗出病差停後服不必盡
劑若不汗更服依前法又不汗後服當小促役其間半日
許令三服盡若病重者一日一夜服周時觀之服一劑盡
病證猶在者更作服若汗不出者乃服至二三劑禁生冷
粘滑肉麪五辛酒酪臭惡等物後漢張機著
又十棗湯方後云右上三味等分各別擣為散以水一升
半先煮大棗肥者十枚取八合去滓內藥末强人服一錢
匕羸人服半錢溫服之平旦服若下少病不除者明日更

服加半錢得快下利後糜粥自養
又甘草附子湯方後云右四味以水六升煮取三升去滓溫服一升日三服初服得微汗則解能食汗出復煩者服五合恐一升多者宜服六七合者為妙 同上
千金方凡例云凡服湯法大約皆分為三服取三升然後乘病人穀氣彊進一服最須多次一服漸以後一服最須以如此即甚安穩所以病人於後氣力漸微故湯須漸以中間開食則湯氣溉灌百脉易得藥力又云凡服治風湯

第一服厚覆取汗若得汗即須薄覆勿令大汗中間亦須間食不爾令人無力更益虛羸又云凡餌湯藥其粥食肉菜皆須大熟熟即易消與藥相宜若生則難消復損藥力仍須少食菜及硬物於藥為佳亦少進鹽乃善亦不得苦心用力及房室喜怒是以治病用藥力惟在食治將息得力太半於藥有益所以病者務在將息節慎之至可以長生豈惟愈病而已又云服湯之時湯消即食粥粥消即服湯亦少與羊肉臛將補若風大重者相續五日五夜服

不絕即經二日停湯以羹臛自補將息四體若小瘥即當停藥漸漸將息如其不瘥當服湯攻之以瘥為度　唐孫思邈編

金李杲曰古人服藥活法病在上者不厭頻而少病在下者不厭頓而多少服則滋榮于上多服則峻補于下凡云分再服三服者要令勢力相及并視人之強弱病之輕重以為進退增減不必泥法

撰藥

此一件詳于藥選中故不復贅

撰艾

此亦可就藥選中艾條以撰之

食療

此亦詳在藥選續編中其餘可與中下二編參考

浴泉

此專在藥選續編首極其精詳所以不言及也

灸治

穴法　灸考　壯數
艾炷　尚數

凡灸以温養活運元氣為能夫平人之無病也内外充實上下健運温温活活無所不順是以外邪不能入侵内鬱不能萌生蓋以元氣之順運也苟其元氣之纔微不充也風寒暑濕自外中傷癥瘕瘀血在内生成但外邪者卒然而中傷故卒然而救應汗下和温發攻排解早治的當無

復遺策唯內滯者常常而積漸漸而累日復一日月復一月竟為滯結終成凝塊社鼠城狐寵嬖愛妾內外上下牽連響應種種萬病變現百出當是之時唯灸當之自非火氣溫養何能解通結塞譬如堅氷雖寘烈烈熾炭而炭火可冷滅而氷則依然不可消解及于春陽一來溫溫煦煦也其氷之左右上下消解融液自不得不溶和是故吾門好用炷小數多之灸溫養有資似春陽和煦而嫌炷大數少之徒熱痛無益猶堅氷上炭火者為是故也

取穴法

凡點灸穴於背部使患人脫上衣先視背之長短濶狹長者踈點短者密點濶者濶點狹者狹點此診者之所可首識也

凡人軀長者背長手指亦長軀短者背短手指亦短此大槩也又有軀長高而背短者軀短而背長者軀長而手指短者軀短而手指長者若徒以中指中間節紋為同身寸則大違矣故同身寸法不足用也又有以兩乳間為八寸

為九寸用之成法者乳間亦有廣狹不可拘也但腹部固
無骨穴處無陷没宛宛指頭覺識故用乳間寸法為稍可
也凡視背上自兩肩中間下至尾骶一面下視定上下之
中為十一椎是椎以上有十椎是椎以下亦有十椎合二
十一椎是也此為上法又先認兩腋後面紋盡處遂乃畫
來當其中央是處即是六椎此亦要法也
凡大椎以椎大為名若其骨不大何得謂大椎乎故稱一
椎為極當今定以與肩齊為一椎雖小椎亦可也大小固

非所拘設使一椎之上或一椎之下有椎特大者則雖亦
何處亦可稱大椎如是則或有二十二椎或有二十椎而
不應二十一椎之數矣唯定一椎而後次第算下以至尾
骶但視背上中間項下則高兩傍肩頭則低自然之斜勢
也至下皆以此斜勢為律

凡取穴時欲使患人端身正坐以兩手支兩頰不可有少
偏倚斜歪體如此正形而後點穴則左右無高低濶狹上
下無疎密長短一雙齊等數對整格灸點可謂謹嚴矣十

三十四以下使踞牀取之為尤得之既點穴畢更使患人正立端身審視左右有高低濶狹否上下有疎密長短否又觀其點處正正齊齊而後卒事女子可使端身直伸两脚以不著正坐常常左右倚坐也雖然使復坐復立而後須取正定勿憚煩擾不然則點處多致不正不當眞穴

凡灸脊骨上點高處為佳以其高處即接續處也如陶道身柱以下是也慎勿點低處詳見于圖

凡灸脊際點低處左右際為佳按摸其低處左右際則骨

鑄宛宛自瞭然干指頭也愼勿點高處左右際以其高處左右肋骨所續而無骨鑄可稱穴者也詳見于圖

凡定二行以中指縱當脊中並食指無名指三指密排當其左右外際者為是詳見于圖如此而合古人去脊左右各一寸五分總三寸之意也家語云布指知寸是也大抵以脊肉納際為佳愼勿點脊肉上脊肉裏固有一條大筋以指左右按動則大筋左右轉移自可以見知也此筋上下維持骨穴若灸此上則徒當筋上而不可通穴鑄故無効也

凡取二行穴以當脊骨高處左右膂肉内際以指頭按摸上下骨間宛宛陷者中為是不拘或微上或微下以指面按索則上下骨隱然可知而後以指頭按至底乃覺有宛宛陷者故探骨用指面按穴用指頭或微濶或微狹亦非所拘唯按索骨間陷處為要間有當脊骨低處左右有陷處者如此以低處左右為穴但於十人二十人有一耳是以吾門究法無所拘執直以按索得穴處宛宛陷中為當上下濶狹固非所論雖然大法以上下濶狹左右齊整

整無一差錯為準故可詳密取穴墨記謹嚴此吾門之所以異於着流之穴法最致慎悉也

凡定三行以脊肉外際為佳點穴自一行穴處差低下各隨骨斜勢亦以按索骨間陷處宛宛者為要即是穴

灸考證

靈樞云陷下則徒灸之陷下者脉血結於中中有著血血寒故宜灸之　禁服篇

又云經陷下者火則當之結絡堅緊火所治之　同上

又云大數曰盛則徒寫之虛則徒補之際則灸刺且飲藥
陷下則徒灸之所謂經治者飲藥亦曰灸刺　同上
又云鍼所不為灸之所宜上氣不足推而揚之下氣不足
積而從之陰陽皆虛火自當之　官能篇
又云必氣者脉口人迎俱少而不稱尺寸也如是者則陰
陽俱不足補陽則陰竭寫陰則陽脫如是者可將以甘藥
不可飲以至劑如此者弗灸不已者因而寫之則五藏氣
壞矣　終始篇

又云治厥者必先熨調和其經掌與腋肘與脚項與脊以調之火氣已通血脉乃行 刺節眞邪篇

又云脉中之血凝而留止弗之火調弗能取之 同上

又云陷下則灸之灸則强食生肉緩帶披髮大杖重履而步 經脉篇

又云灸之則可刺之則不可氣盛則寫之虛則補之以火補者毋吹其火須自滅也以火寫者疾吹其火傳其艾須其火滅也 背輸篇

素問云筋脉相引而急病名曰瘛當此之時可灸可藥玉機眞藏論

又云或痺不仁腫痛當是之時可湯熨及火灸刺而去之同上

又云灸寒熱之法先灸項大椎以年為壯數次灸撅骨以年為壯數視背俞陷者灸之舉臂肩上陷者灸之兩季脇之間灸之外踝上絶骨之端灸之足小指次指間灸之腨下陷脉灸之外踝後灸之缺盆骨上切之堅動如筋者灸之

之臏中陷骨間灸之掌束骨下灸之臍下關元三寸灸之毛際動脉灸之膝下三寸分間灸之足陽明跗上動脉灸之巔上一灸之犬所齧之處灸之三壯即以犬傷病法灸之凡當灸二十九處傷食灸之不已者必視其經也過於陽者數刺其俞而藥之　骨空論

千金翼方云論曰聖人以風是百病之長深為可憂故避風如避矢是以防禦風邪以湯藥鍼灸蒸熨隨用一法皆能愈疾至於火艾特有奇能雖曰鍼湯散皆所不及灸為

其最要昔者華佗為魏武帝鍼頭風華佗但鍼即差華佗死後數年魏武帝頭風再發佗當時鍼訖即灸頭風豈可再發只由不灸其本不除所以學者不得專恃於鍼及湯藥等望病畢差既不苦灸安能拔本塞源是以雖豊藥餌諸療之要在火艾為良初得之時當急下火火下即定比煮湯熟已覺眼明豈非大要其灸法先灸百會次灸風池次灸大椎次灸肩井次灸曲池次灸間使各三壯次灸三里五壯其炷如蒼耳子大必須大實作之其艾又須大熱

從此以後月別灸之至隨年壯止凡人稍覺心神不快即須灸此諸穴各三壯不得輕之苟度朝夕以致殞斃戒之哉戒之哉　唐孫思邈編○見十七卷中風下

又云論曰學者凡將欲療病先須灸前諸穴莫問風與不風皆先灸之此之一法醫之大術宜深體之要中之要無過此術是以當預收三月三日艾擬救急危其五月五日亦好但不及三月三日者又有卒死之人及中風不得語者皆急灸之夫卒死者是風入五臟為生平風發強忍怕

痛不灸忽然卒死謂是何病所以皆必灸之是大要也同上

灸艾壯數考

千金方云凡言壯數者若丁壯遇病病根深篤者可倍多於方數其人老小羸弱者可復減半依扁鵲灸法有至五百壯千壯皆臨時消息之明堂本經多云針入六分灸三壯更無餘論曹氏灸法有百壯者有五十壯者小品諸方亦皆有此仍須準病輕重以行之不可膠柱守株八十九灸例

又云太杼脊中腎腧膀胱八穴可至二百壯心主手足太

六十七字可疑或恐六七十數

陰可至六十七壯三里太谿太衝陰陽二陵泉上下二廉可至百壯腹上下脘中脘太倉關元可至百壯若病重者皆當三報之乃愈病耳若治諸沈結寒冷病莫若灸之宜熟同上

又云其溫病隨所著而灸之可百壯餘少至九十壯大杼胃脘可五十壯手心主手足太陽可五十壯三里曲池太衝可百壯皆三報之乃可愈耳風勞沈重九部盡病及毒氣為疾者不過五十壯亦宜三報之若攻臟腑成心腹痛

行餘醫言　卷之一　　一　本堂藏書

者亦宜百壯凡陰陽濡風口喎僻者不過三十壯三日二報報如前微者三報重者九報此風氣濡微細入故宜緩火溫氣推排漸抽以除耳若卒暴催迫則流行細入成痼疾不可愈也故宜緩火 同上

又云婦人胞落頽灸臍中三百壯 同上 五 千金翼同 三作二

又云眼暗灸大椎下數節第十當脊中安灸二百壯惟多為佳至驗 同上 十五

又云凡灸八處第一風市穴灸之百壯多亦任人輕重

可減百壯重者乃至一處五六百壯勿令頓灸三報之佳
二十二 千金翼方同
又云大要雖輕不可減百壯不瘥速以次灸之多多益佳
同上
又云治風灸上星及百會各二百壯前頂二百四十壯腦户及風府各三百壯 二十五 一云治大風灸百會七百壯
又云治卒病惡風欲死不能語及肉痹不知人灸第五椎名曰臟腧百五十壯多至三百壯便愈 同上

又云心兪穴在第五節一云第七節灸二三百壯同上

又云卒中風重者一處三百壯二十八

又云久冷及婦人癥瘕灸天樞百壯三報三十七

又云治虛勞吐血灸胃脘三百壯三十八

又云灸天窻百會各漸灸三百壯炷惟小作四十四

又云灸臍中稍稍二三百壯又灸關元三百壯四十九

又云一切瘧先仰卧灸兩乳邊邪下三寸第三肋間隨年壯可至三百壯五十六

又云上氣欬逆短氣風勞百病灸肩井二百壯　五十七
又云癭灸天瞿三百壯　七十四　千金翼方同
又云膏肓腧無所不治灸兩胛中各一處至六百壯多至
千壯　九十三　千金翼方同　外臺秘要亦同
又云三里多至五百壯少至二三百壯同上
千金翼方云崩中帶下中極穴灸三七至三百止　二十六
又云鼻中擁塞日灸二七至七百壯初灸時痛五十壯已
去不痛七百壯還痛即止至四百壯漸覺鼻輕同上

又云鼻中息肉灸上星二百壯。同上

又云牙車失欠蹉跌灸第五椎日二七壯。滿三百壯不差

灸氣衝二百壯　同上

又云又灸足內踝上三寸宛宛中三百壯。三報之　同上

又云脚疼三陰交三百壯　同上

又云灸失瘖不語法視病輕重重者處各三百壯。一云次灸肩井

得二百壯　同上

又云凡風灸上星二百壯。又前頂二百壯。百會一百壯

户三百壯風府三百壯（同上）

又云凡大風灸百會七百壯（同上）

又云若不語灸第三椎五百壯（同上）

又云肩髃主偏風不隨可至二百壯（同上）

又云曲池大宜灸日十壯至一百壯止十日更報下廿至二百壯又列缺可灸之日七壯至一百總至三百壯（同上）

又云若有手足患不隨灸百會次本神次肩髃次心腧次手少陽次足外踝下客爪外並依左右五百壯（同上）

又云面上遊風灸天窓次兩肩上一寸當瞳人次曲眉在兩眉間次手陽明次足陽明各灸二百壯 同上

又云眯目偏風眼喎通睛耳聾宜灸日三七壯至二百壯炷如細竹筋大側臥張口取之 客主人

眼暗灸大椎下第十節正當脊中二百壯惟多佳可以明目神良灸滿千壯不假湯藥肝俞主目不明灸二百壯 二十七

又云治温病後食五辛成雀目灸肝俞二百壯 同上

又云虛勞吐血灸胃管三百壯 同上

又云卒癲灸天窓百會各漸灸三百壯炷惟小作同上

又云癲狂二三十年者灸天窓次肩井次風門次肝俞次腎俞次手心主次曲池次足五冊次湧泉各五百壯同上

又云治痢灸關元三百壯十日灸同上

又云赤白下痢灸窮骨頭百壯多多惟佳同上

又云洩痢久下失氣労冷灸下腰百壯三報之在八魁正中脊骨上灸多益佳同上

又云又灸臍中稍稍至二三百壯同上

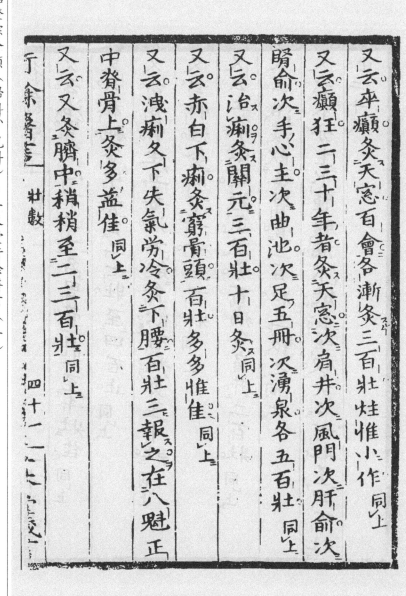

又云治胃灸心下二寸名胃管百壯至千壯佳同上
又云奔肫灸中管日二七壯至四百止同上
又云胃管主五毒注不能食飲百病灸至千壯同上
又云忤注灸心下一寸三百壯同上
又云上氣欬逆短氣風勞百病灸肩井二百壯同上
又云治淡飲灸胃管三百壯三報之同上
又云水分主水腫腹滿不能食堅硬灸日七壯至四百壯
止二十八

又云鼓脹灸中封二百壯

又云灸癭龜兩手兩腕上文頭各灸三百壯　同上

又云復連病上管可二百壯中管可千壯下至五百壯陰交可三百壯中極可五百壯大椎可三百壯風門可二百壯同上

古今艾炷大小不一考

千金方云卒中邪魅恍惚振噤灸鼻下人中及兩手足大指爪甲本令艾丸半在爪上半在肉上各七壯不止十四

行餘醫言　卷之一　　一本堂藏書

壯炷如雀屎大四十四、風癲狂邪、千金翼方亦同

又云灸承漿七壯。炷如麥大五十二、嘔吐噦逆

又云灸漏法作大艾炷如小指大六十九、九漏、外臺秘要引之亦同

又云獨蒜截兩頭留心大作艾炷稱蒜大小帖癧子上灸之勿令上破肉但取熱而已同上

又云當陰頭灸縫上七壯即消已驗艾炷帽簪頭許七十四、陰癩千金翼方亦同外臺秘要引之亦同

又云灸不三分是謂徒冤炷務大也小弱炷乃小作之

意商量 八十九、針灸方

又云凡新生兒七日以上周年以還不過七壯炷如雀屎大 同上

又云灸手交脉三壯左灸右右灸左其炷如鼠屎形橫安之兩頭下火 二十八、中風口喎 千金翼方同

千金翼方云咽喉酸辛灸少衝七壯雀矢大炷 二十六、針灸上舌病

又云癰灸上星及大椎至發時令滿百壯艾炷如黍米粒俗人不解務大炷也 同上 癰病

又云目暗不明針中瀧入二分留三呼瀉五吸灸七壯炷如雀屎大　三十七、肝病

又云眯目偏風眼喎通睛耳聾亦宜灸日三七壯至二百壯炷如細竹筋大　同上　客主人

又云治風瞖灸手中指本節頭骨上五壯炷如小麥大　同上

又云灸天窓百會各漸灸三百壯炷惟小作　同上、小腸病

又云凡噦令人惋恨灸承漿炷如麥大七壯　同上、胃病

又云凡上氣冷發腹中雷鳴轉剖嘔逆不食灸太衝不限

壯數從痛至不痛止炷如雀矢大 同上肺病

外臺秘要云小品又云黃帝曰灸不過三分是謂從穴此言作艾炷欲令根下濶三分也若減此則不覆孔穴不中經脉火氣不行不能除病也若江南嶺南寒氣既少當二分為準燧小不得減一分半也嬰兒以意減之 十九灸用火善悪

又云范汪療瘰癧右灸右肩頭三指度以下指灸炷皆如雞子大良若不能堪者可如中黃亦可 二十三

又云近効療石癰須當上灸一百壯艾炷大如鼠屎許 二十一

局方發揮云灸氣海穴艾炷如小指大至十八壯

外科精義云聖惠方論曰認是痼瘡便宜灸之一二百壯如菉荳大灸後覺似焮痛經一宿乃是火氣下徹腫内熱氣被火導之隨火而出所以然也上卷

古今醫統云明堂下經云凡灸欲炷根下廣三分若不三分則火氣不達病未能愈則是灸炷欲其大惟頭與四肢欲小耳明堂上經乃曰艾炷依小筋頭作其病脉粗細狀

如細線但令當脉灸之惟冀大炷亦能愈疾又有一途
腹脹疝瘕痃癖伏梁氣等須大艾炷故小品曰腹背爛燒
四肢但去風邪而已不宜大炷如巨闕鳩尾灸之不過四
壯炷依竹筋頭大但令正當脉上灸之灸炷若大復灸
多其人永無心力王節齋云面上灸炷須小手足上猶可
粗　七
又云喎左則灸右喎右則灸左艾炷如麥大頻頻灸之口
眼正為止　同上

又云。耳聾灸法。用蒼朮一塊。長七分。將一頭削尖。一頭截平。將尖頭插耳內。平頭上。安筋頭大艾炷灸之。六十二

又云。以手仰至肩上。微舉肘。骨尖上是穴。隨瘡灸之。瘡在右邊。即灸右手。瘡在左邊。即灸左手。艾炷如箸頭大。八十

又云。小兒脫肛。灸百會穴。在頂心旋毛間。灸三炷。如小麥大立止。九十

醫學綱目云。然艾炷不宜大。但如小麥粒。一七壯足矣。九

又云。羅治中風。眼上戴不能視者。灸第二椎骨第

核不知何者核可謂[illegible]

各七壯一瘥下火炷如半棗核大立愈 十
又云凡喎向左者為右邊脈中風而緩也宜灸右喎陷中
二七壯艾炷如大豌大 同上
又云先與灸氣海穴大壯如指大至八十壯 十七
又云以火艾炷如兩核許者攻之百壯 十八
又云從始以艾作炷如銀杏大灸其上十數 同上
又云頭為諸陽所聚之處艾炷宜小壯數宜少 小者如撮
粒小者三五炷而已 同上

證治準繩云。艾炷止許如蒜萱大。纔則傷人。一　歐條

又云。灸准目。灸手大指甲後一寸內臁橫文頭白肉際。灸一炷如小麥大。　類方七

又云。但於臍下灼火艾如棗大三百壯以來手足不和煖者不可治也。　同上　傷寒準繩

丹臺玉案云。灸期門穴。婦人屈乳頭向下盡處骨間。丈夫及乳小者。以一指為率。陷中有動脉是穴。艾炷如小豆大。灸五七壯。　二

千金方云風瞖患右目灸右手中指本節頭骨上五壯如小麥大 十五

又云瘇灸上星及大椎至發時令滿百壯灸艾炷如黍米粒俗人不解取穴務大炷也 三十五 千金翼方同

又云覺小異以足蹈地以線圍足一匝中折從大椎向百會灸線頭三七壯炷如小豆狀 同上

千金翼方云咽喉酸辛灸少衝七壯雀矢大炷 二十六

外臺秘要云張文仲說云艾炷如棗核堅實作之 十二

尚艾炷小壯數

艾炷大小壯數多少古書所言不一而為暴疾急患瘡瘍解毒用之者槩以炷大數少為率此亦不若炷小數多之熱痛輕焦爛尠而効最著也況若緩病滯患之所永久灼艾乎蓋艾炷以至小為佳者以其熱痛輕而易耐也壯數以極多為尚者以其温温煦煦之氣活陽氣補元氣

擴充健運增添勢力也是故吾門不用炷大數少之灸而尚炷小數多之灸者為是故也古人用灸自三百五百至千壯者比比皆有及乎萬壯以上則古人之所未見到言及而吾門之所以專精乎斯術而見効于億兆也苟能深窮斯術嚴謹取穴撰艾勸數從事溫養則足以見夫緩病滯痾久鬱長患之得賴之以除而遂獲善飯健步之快活終受拔苦與樂之歡也此皆非灸之功乎此亦非長久灼艾之功乎溫養之術其不亦乎

藥治

此即在諸病門後。畧舉方法。可與藥選中試劾參考施治。

矣若其品數固非所限。

一本堂行餘醫言卷之一畢

一本堂行餘醫言卷之二

平安　香川修德太沖父著

癥知陵切音徵　癥即積　附　癖　痞

癥者謂腹裏塊物可以手徵者也即所謂積也夫腹裏塊物之積以生也固非一朝一夕之故也日復一日月復一月年復一年稍稍而累漸漸而積雖其初至微而至積累之久則可摸索輒直徵知也令詳論之蓋癥之所結不在臟腑腸胃之內而悉在臟腑腸胃之外臟腑腸胃充實腹

内固無鍼眼之罅隙雖其胃上胃下左右小腹無腸臟處
亦皆一氣充實如霧如煙浮浮勃勃溫溫煦煦上出爲大
呼長聲之基維持腸臟而擧之亦未嘗有半點不到之地
夫自朝暮水穀入于胃中蒸出精華純粹之氣爲血爲精
爲津液以百道運輸發達營養滋潤周身其往這所其往
那所機發迅速斡旋神巧直從胃中活潑流行唯賴一元
氣之作用不得不自然而然也倘斯氣之纔微不充也腸
臟之間始成罅隙淦濁聚焉此即是癥塊之根基也可[illegible]

罅隙漸廣沍濁隨積隨滯隨增漸累漸結如米豆如彈丸如卵桃如拳毬或圓或扁或長或厚隨其隙空形狀不齊柔靱如肉堅牢如石或在上或在下或左或右或浮見腹表或沈著腹底或痛或不痛或止在一處不少移易或蠕動或衝突或能食或不能食在鳩尾中脘及中道而沈壓胃府者妨食在左右臍下及浮在腹面者不妨食或支兩脇上犯膺腋或沈着腹底排抑背脊上下疼痛遂乃脊骨突出或左屈右折或三四呂五六呂左傾右彎或左右背

肉隆起或左右腹肉低陷或全背左歪右斜或揭起動氣
或跳動如驚或胸痛腹痛或臍下無力或覺腹中窄挾或
飽滿不思飲食或覺飲食如滯在鳩尾以上不下降或急
飢對食却不得喫或大便結燥或瀉或頭痛成常患或手
倦嬾揮作或足重慵行步或形體怠惰情志不樂或悒悒
鬱鬱無歡娛意或惡寒發熱或常常止覺似熱或手心足
心微熱或逆上面熱足常冷及手足俱冷夜臥不安或上
氣頭重頭旋目暈嘔吐痰涎惡心嘈雜噫氣吞酸口苦：

甘口淡食失味飲食苦口酸吐酸水口裏常水出口乾咽燥頻吐唾飲食遲化喫物頻傷肌膚瘦枯似是證候千狀萬態不可悉舉遂乃成翻胃成膈噎成勞瘵成痱痿痙成喘哮成驚悸成欬嗽成癲狂癇成鼓脹成水脹成消渴成疸生蟲在婦人成帶下成不月成乳巖在妊中為惡阻在產後縮乳汁種種篤疾多自此而馴致亦不可言盡也蓋既結癥塊則腹裏之氣不能快運氣不快運則不得不為鬱滯氣既鬱滯則諸患因而萌生鬱滯之極反為暴動其

己鬱滯也成空氣爲成瘀液焉此癥塊之所以爲鬱滯而爲諸病證之根基也

空氣者噫也噦也屁也欠也鼓脹也腸鳴也

瘀液者痰也酸苦清水涎唾也瀉也水脹也帶下也

暴動者欬嗽也嘔吐也喘哮也噦也

方今泰平百有餘歲四海又安萬民豐饒人人遊惰過于飽暖形耽逸樂心多勞苦抖擻精神於百年之蓄積困擾思慮於一生之活計加之貪婪于酒食沈溺于房闈元氣

何得不疲乎奔命哉氣已疲則運輸自不得不遲緩而滞結乃生焉是故令時之人不問貴賤貧富莫不結癥與疝者職此之由也吾門諄諄專唱癥疝者直驗今日之人而然也須試摸索腹肚可以見矣辟如病傷風寒有惡寒發熱頭痛脊強件件諸證者亦或有癥疝之妨礙不可特治傷風寒也不啻傷風寒諸病亦須每最慮癥之妨礙故癥之害無所不至但貧賤而役役乎拮据步走者患之至少閒有之亦輕富貴而汲汲乎飽煖怠逸者莫不患之其間

無者百中之一二耳靈樞始論積是則是矣而猶稍過鑿
也
靈樞百病始生篇云積之始生至其已成奈何曰積之
始生得寒乃生厥乃成積也曰其成積奈何曰厥氣生
足悗悗生脛寒脛寒則血脉凝濇血脉凝濇則寒氣上
入於腸胃入於腸胃則䐜脹䐜脹則腸外之汁沫迫聚
不得散日以成積卒然多食飲則腸滿起居不節用力
過度則絡脉傷陽絡傷則血外溢血外溢則衄血陰絡

傷則血內溢血內溢則後血腸胃之絡傷則血溢於腸外腸外有寒汁沫與血相搏則并合凝聚不得散而積成矣卒然外中於寒若內傷於憂怒則氣上逆氣上逆則六輸不通溫氣不行凝血蘊裹而不散津液濇滲著而不去而積皆成矣又云是故虛邪之中人也始於皮膚皮膚緩則腠理開開則邪從毛髮入留而不去則傳舍於絡脉留而不去傳舍於經留而不去傳舍於輸留而不去傳舍於伏衝之脉留而不去傳舍於腸胃留而

不去傳舍於腸胃之外募原之間留著於脉稽留而不去息而成積

又五變篇云人之善病腸中積聚者何以候之曰皮膚薄而不澤肉不堅而淖澤如此則腸胃惡惡則邪氣留止積聚乃傷脾胃之間寒溫不次邪氣稍至稸積留止大聚乃起

素問舉痛論云寒氣客於小腸膜原之間絡血之中血泣不得注於大經血氣積留不得行故宿昔而成積

又五臟生成論云赤脉之至也喘而堅診曰有積氣在中時害於食名曰心痹得之外疾思慮而心虛故邪從之白脉之至也喘而浮上虛下實驚有積氣在胸中喘而虛名曰肺痹寒熱得之醉而使内也青脉之至也長而左右彈有積氣在心下支胠名曰肝痹得之寒濕與疝同法腰痛足清頭痛黄脉之至也大而虛有積氣在腹中有厥氣名曰厥疝女子同法得之疾使四支汗出當風黒脉之至也上堅而大有積氣在小腹與陰名曰

腎痺得之沐浴清水而臥

靈樞又云其着孫絡之脉而成積者其積往來上下臂手孫絡之居也浮而緩不能句積而止之故往來移行腸胃之間水湊滲注灌濯濯有音有寒則䐜脹滿雷引故時切痛其着於陽明之經則挾臍而居飽食則益大飢則益小其着於緩筋也似陽明之積飽食則痛飢則安其着於腸胃之募原也痛而外連於緩筋飽食則安飢則痛其着於伏衝之脉者揣之應手而動發手則熱

氣下於兩股如湯沃之狀其着於膂筋在腸後者飢則積見飽則積不見按之不得其着於輸之脉者閉塞不通津液不下孔竅乾壅百病始生篇

素問又云厥陰濇則病少腹積氣少陰濇則病積溲血太陰濇則病積心腹時滿陽明濇則病積時善驚太陽濇則病積善時巔疾少陽濇則病積時筋急目痛四時刺逆從論○五常政大論云其動濡積并穡長刺節論云病在小腹有積

又云寸口脉沈而横曰脇下有積腹中有横積痛平人

氣象論又云盛喘數絶者則病在中結而橫有積矣同上

又云推而外之内而不外有心腹積也脉要精微論

已上靈素所説不免懸空摸索強爲之辭唯寒汁沫之論爲可取耳其餘無益于治事姑記以備考證

八十一難始説五臟積此爲支離之首由是後世遂啓五積六聚曰○

八十一難云肝之積名曰肥氣在左脇下如覆杯有頭足久不愈令人發欬逆痻瘧連歲不已○靈樞云肝脉

微急爲肥氣在脇下若覆杯邪氣藏府病形篇
心之積名曰伏梁起臍上大如臂上至心下久不愈令
人病煩心○靈樞云心脉微緩爲伏梁在心下上下行
時唾血邪氣藏府病形篇素問云病有少腹盛上下左
右皆有根此爲何病可治不曰病名曰伏梁曰伏梁何
因而得之曰裹大膿血居腸胃之外不可治治之每切
按之致死曰何以然曰此下則因陰必下膿血上則迫
胃脘生鬲侠胃脘内癰此久病也難治居臍上爲逆居

臍下爲從勿動亟奪腹中論○按裹大膿血以下疑是他證荅語錯入此處也若以此文爲是則此似以腸癰爲伏梁尤可疑爲因是注者却謂不獨以心積爲伏梁也凡積有內伏而堅強者皆得名之可謂昧惑矣又云人有身體髀股胻皆腫環臍而痛是爲何病曰病名伏梁此風根也其氣溢於大腸而着於肓肓之原在臍下故環臍而痛也不可動之動之爲水溺濇之病腹中論又見奇病論靈樞云手少陰之筋病內急心承伏梁下爲肘網其病當所過者支轉筋筋痛其成伏梁唾血膿者死不治經筋篇○又見神農本艸虎掌條

脾之積名曰痞氣在胃脘覆大如盤久不愈令人四肢不收發黄疸飲食不爲肌膚

肺之積名曰息賁在右脇下覆大如杯久不已令人洒淅寒熱喘欬發肺壅○靈樞云手太陰之筋病當所過者支轉筋痛甚成息賁脇急吐血手心主之筋病當所過者支轉筋前及胸痛息賁經筋篇又云肺脉滑甚爲息賁上氣邪氣臟府病形篇又出素問陰陽別論

腎之積名曰賁豚發於少腹上至心下若豚狀或上或

下無時久不已令人喘逆骨痿少氣○靈樞云腎脉微
急爲沈厥奔豚足不收不得前後邪氣藏府病形篇○傷寒論
云發汗後其人臍下悸者欲作奔豚又云燒鍼令其汗
鍼處被寒核起而赤者必發奔豚氣從少腹上衝心者
灸其核上各一壯與桂枝加桂湯更加桂三兩金匱方
論云師曰病有奔豚有吐膿有驚怖有火邪此四部病
皆從驚發得之又曰奔豚病從少腹起上衝咽喉發作
欲死復還止皆從驚恐得之又曰奔豚氣上衝胸腹痛

往來寒熱奔豚湯主之賁豚又見神農本草（獨活杏仁豚卵等條）又見名醫別錄（蜣螂桐木皮等條有名未用鹿良條）

素靈言瘕而不言癥其謂瘕者多是癥也如石瘕稱石瘕（出靈樞水脹篇）血癥稱血瘕類是也（出素問陰陽類論）癥始見史記（扁鵲傳云見五藏癥結）金匱方論連稱癥瘕神農本草多言及焉（有二十餘條）名醫別録亦同其後又混稱而無別如鱉癥鱉瘕蝨癥蝨瘕肉癥肉瘕之類（病源候論已下皆然）蓋癥即積積即癥固同一而非有異又謂之癖瘕即聚聚

即瘕。亦是同一而非有異。又謂之疝。又謂之痃。究竟癥瘕。即積聚之異名耳。遂有七癥（病源候論有七證。後謂之七癥八瘕。見外臺秘要所引素女經有目。）十二癥瘕（出千金方、無目。中藏經有目、）等目。又有痃癖。此亦癥瘕積聚之變名也。但癖者。自漢已稱之。又指嗜好病為癖。癖見金匱方論。又見神農本艸名醫別錄肘後方等。晉代有王濟馬癖。和嶠錢癖。杜預左傳癖語。痃者。至晉末南北多稱之。其後連稱痃癖。痃亦瘕聚耳。外臺秘要所引廣濟方。救急方。延年秘錄等稱痃氣。千金匱方稱痃癖廣濟方崔氏方延年秘錄皆同廣濟方必効方延年秘錄等稱痃癖氣後世專指小兒積爲癖非必然也通謂癥可也如乳癖閃癖類是也唯字轉多而醫流愈眩惑耳歷世漸久命名益煩殆至不可舉數

息積。

素問云病脇下滿氣逆二三歲不已是爲何病曰病名曰息積此不妨於食不可灸刺積爲導引服藥藥不能

獨治也。奇病論、

飲積。

見素問至眞要大論、

心腹積。

同上脉要精微論、

積聚。

見靈樞上膈篇、五變篇、八十一難云、病有積有聚、何以別之、然、

積者陰氣也、聚者陽氣也、故陰沈而伏、陽浮而動、氣之

所積名曰積氣之所聚名曰聚故積者五藏所生聚者六府所成也積者陰氣也其始發有常處其痛不離其部上下有所終始左右有所窮處聚者陽氣也其始發無根本上下無所留止其痛無常處謂之聚故以是別知積聚也金匱方論云問曰病有積有聚有糓氣何謂也師曰積者藏病也終不移聚者府病也發作有時展轉痛移為可治糓氣者脅下痛按之則愈復發為糓氣糓與穀同又出神農本艸蒺藜條

癥瘕○

始見金匱方論次出神農本艸大黃苦參卷栢海藻白頭翁桃核仁葶藶禹餘糧芫花鳶尾紫葳龍骨陽起石龜甲等二十餘處又見名醫別錄病源候論千金方已下皆同病源候論云癥者聚結在內染漸生長塊段盤牢不移動者是癥也言其形狀可徵驗也瘕假也謂虛假可動也又云謂其有形假而推移也此舊解也而劉完素引聖惠方者見原病式可謂粗也

癥○

始見金匱方論，次出神農本艸夏枯艸、丹參、蒺蔾等條、

瘕

見素問大奇論，至眞要大論、

積

同上、平人氣象論、五常政大論、至眞要大論、舉痛論、長刺節論、四時刺逆從論、又靈樞百病始生篇、

聚

出靈樞五色篇、

癥結

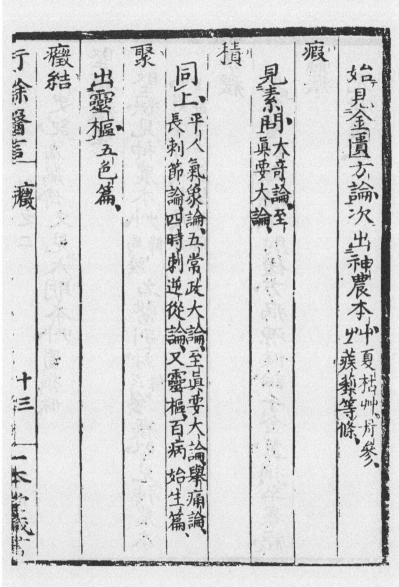

出史記扁鵲傳又見大明本艸蜀椒條

堅癥癥堅

堅癥見神農本艸馬陸條名醫別錄玄參條癥堅見神農本艸蜀漆麻黃牡丹甘遂曾青蜚蠊等條

暴癥

見名醫別錄薇銜條肘後方病源候論千金翼稱卒暴癥

蟲癥

見肘後方

癥癖

出千金翼方又見外臺祕要所引廣濟方崔氏方

積癥

見千金方

十二癥瘕

出千金方無名目○按中藏經癥有勞氣冷熱虛實風濕食藥思憂之十二為中藏經固偽書不足信況其目亦甚可怪今只舉目以備考

宿癥

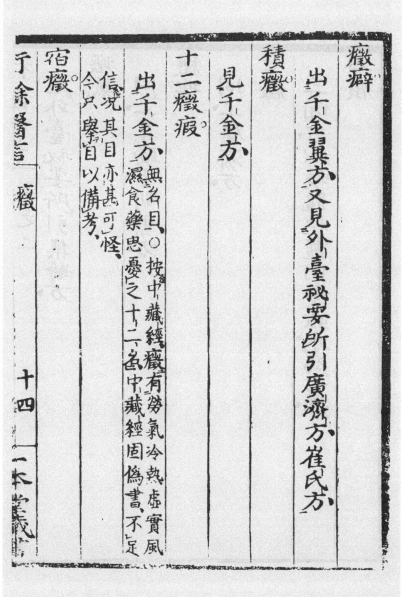

見外臺秘要所引集驗方

瀓氣

同上集驗方刪繁方

瀓塊

同上廣濟方

七瀓

三因方以蛟龍蛇鼈肉髮蝨米為七瀓

冷瀓

見本艸綱目。陽起石條。○本艸綱目。礬石條作冷瘕。

水癥。

同上。蓖麻條。

小兒癥瘕。

見外臺秘要。

鼈癥

出肘後方。病源候論。千金方及外臺秘要所引廣濟方

集驗方。已下皆同。○此謂癥狀猶按鼈背手到可輒徵

知耳非謂癥成全鱉形也病源候論云鱉癥者謂腹内癥結如鱉之形狀是也若其謂因食鱉肉而生此癥者大妄也予視此證數人或有自鳩尾生出漸長大及臍者或有自左右肋下生出漸增長及中行者或有鳩尾與臍之間盤牢如撫鱉甲上者皆死不治巢元方曰昔曾有人共奴俱患鱉瘕奴在前死遂破其腹得一白鱉仍故活有人乘白馬來看此鱉白馬遂尿隨落鱉上即縮頭及腳尋以馬尿灌之即化為水其主曰吾將瘥矣即服之果如其言得瘥

源候論其事奇怪不可信也且稱瘕者誤也宋張杲曰景陳弟長子拱年七歲時脇間忽生腫毒隱隱見皮裏一物頗肖鼈形微覺動轉其掣痛不堪忍德興古城村有外醫曰洪豆腐見之使買鮮蝦爲羹以食咸疑以爲瘡毒所忌之味醫竟令食之下腹未久痛即止喜曰此眞鼈癥也吾求其所好以嘗試之爾乃合一藥如療脾胃者而碾附子末二錢投之數服而消明年病復作但如前補治遂絶根本類編○出醫說此亦可疑也既是腫毒則何謂之癥乎又且用平平藥消散者益可怪矣究竟妄談不可信也

姑記以備考。又古今醫統醫宗必讀並稱魚鼈積者謂食魚鼈生積也與此鼈瘕異矣○又名醫別錄粉錫條病源候論及外臺秘要所引崔氏方皆稱鼈瘕者亦非也

米癥

病源候論云人有好啞米轉久彌嗜啞之若不得米則胸中清水出得米水便止米不消化遂生癥結其人常思米不能飲食久則斃醫說云乾德中江浙閒有慎道恭者肌瘦如勞唯好食米闕之則口中清水出情似憂

思食米頓便如常衆醫不辨後遇蜀僧道廣處方以雞屎及白米各半合共炒爲末以水一中盞調頓服良久病者吐出如米形遂差病源謂米瘕是也○按此證小兒疳疾多有之即與好喫壁土桴炭手爪不異其謂吐出如米形者妄也○三因方稱米瘕

食癥

病源候論云有人卒大能食乖其常分因飢値生葱便大食之乃生一肉塊繞畔有口其病則難愈故謂食癥

特由不幸致此妖異成癥非飲食生冷過度之疾也此亦間有之事非妖異也名醫類案引齊諧記隆安中郭坦宣室志永徽中崔爽廣異記句容縣佐史酉陽雜俎和州劉録事等事此皆奇怪不足信也縱使有之亦千萬人中之一二耳何可為常律哉又醫説稱食癥亦非也齊諧記云江夏安陸縣隆安中有人姓郭名坦得天行病後遂大善食一日消斗米家貧不能給行乞於市一日大飢不可忍人家後門有三畦韮因竊啗之盡兩畦便大悶極臥地須臾大吐吐一物如龍因出地漸小主人持飯出食之不復食因撮飯着所吐物之上即消成水此病尋差東坡物類相感志今考相感志無

事又永徽中崔爽者每食生魚三斗乃足於後飢作鱠
未成恐飢不禁遂吐一物如蝦蟆自此不復食鱠矣宣
室志又句容縣佐史能啖鱠至數十斤恒食不飽縣令
聞其能啖乃出百斤史快食至盡因覺氣悶久之吐一
物狀如麻鞋底令命洗出安鱠所鱠悉成水醫莫能名
之令小吏持往揚州賣之冀有識者誡之若有買者但
高舉其價看至幾錢有胡求買增價至三百貫文胡輒
還之初無酬酢人謂胡曰是句容縣令家物問此是何
物胡云是銷魚之精亦能銷腹中塊物人患者以一片
如指端繩繫之置病所其塊即消我本國太子少患此
病父求愈病者賞之千金君若見賣當獲大利令竟賣
半與之廣異記又和州劉錄事者大曆中罷官居和州
旁縣食兼數人尤能食鱠嘗言鱠味未嘗果腹邑客乃
網魚數百斤會於野庭觀其下箸劉初食鱠數楪忽似
小哽因咳出一骨珠子大如豆乃眞於茶甌中以楪覆
之食未半怪覆甌楪傾側舉視之向骨珠子已長數寸

如入狀，座客共觀之，隨視而長，頃刻長及人，遂捽劉，因相鬬流血，良久各散走，循廳之西，轉廳之左，俱及後門，相觸翕成一人，乃劉也。神已癡矣，半日方能語，訪其所以，皆不省之。劉自是惡鱠。（酉陽雜俎）

髮瘕。

病源候論云：有人因食飲內誤有頭髮，隨食而入成瘕，胸喉間如有蟲上下來去者是也。千金方云：食中有髮，不覺因食而入，久即胸間如有蟲狀，上下去來，惟欲飲油，一日之中乃至三二升，不欲飲食者，爲髮瘕。方以油一升，以香澤煎之，大鑪鐺貯之，安病人頭邊，令口鼻臨油上勿令得飲傳鼻而令有香氣當呼喚取飲不得與之必當疲極大睡其髪瘕當從口出令一人專守視之并備石灰一裏見瘕出以灰粉手捉瘕抽出及盡即是髪也初從腹中出形如不流水中濃菜隨髪長短形亦如之外臺秘要所引廣濟方同此亦雖差涉怪而間有之事其他亦同醫説云徐文伯字德秀篤好醫術宋明帝宮人患腰痛牽心發則氣絶衆醫以爲肉瘕文伯視之曰此髪瘕也以油灌之即吐物如髪稍長引之長三尺頭已成蛇又能搖動懸柱上水瀝盡唯餘一髪而已遂愈〔名醫録〕又唐書曰甄權弟立言善醫時有尼明律年六十餘患心腹膨脹身體羸瘦已經

二年，立言診其脉曰：腹內有蟲，當是誤食髮為之耳。因令服雄黃，須臾吐一蛇，如人手小指，唯無眼，燒之猶有髮氣，其疾乃愈。又儒門事親云：沈丘王宰妻，病胸膈不利，口流涎沫，自言咽下胃中常雷聲，心間作微痛，又復發昏，胸乳之間灸瘢如碁，化痰利膈等藥服之三載，病亦依然。其家知戴人痰藥不損，來求之，一涌而出雪白蟲一條，長五六寸，有口鼻牙齒，走於涎中，病者忿而斷之，中有白髮一莖，此正與徐文伯所吐宮人髮瘕一同。蟲出立安。又名醫類案云：嘉靖中，長洲鄒表妻，患小腹下左生一塊，形如梅李，久之吐出，始則腐潰若米粞之狀，中則若蜆肉之狀，以指撚開，則有長髮數條在其內。名醫竟不能治，遂至不起。

蝨癥。

病源候論云：人有多蝨，而性好齧之，所齧既多，府藏弱不能消之。亦不幸變化生癥，而患者亦少。俗云蟲癥、蟲生長在腹內，時有從下部出，亦能斃人。此亦可怪。倘有之，則腹內鬱蒸化生蟲也。千金方、廣濟方同。又稱蟲瘕。三因方

血癥。

見神農本艸水蛭條，及名醫別錄占斯條。

大瘕。

見素問刺熱論。

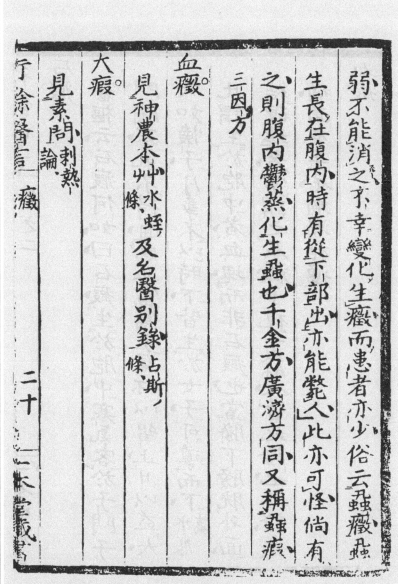

石瘕。

靈樞云石瘕何如曰石瘕生於胞中寒氣客於子門子門閉塞氣不得通惡血當寫不寫衃以留止日以益大狀如懷子月事不以時下皆生於女子可導而下（水脹篇）

此謂生於胞中者血塊而非石瘕也當臍下膀胱外匝結硬塊者當謂之石癥予視十餘人皆死證也其證癥痛面及手足漸漸枯瘦

血瘕。

出素問陰陽類論。又見神農本艸桃毛條、名醫別錄玄參條、日華鼠婦條。

蟲瘕。見靈樞厥病篇。

水瘕。同上。邪氣藏府病形篇。又見甲乙經。

虙瘕。出素問氣厥論。虙、伏同。伏瘕見名醫別錄茵蔯蒿條。

瘕聚。

同上。骨空論。此即疝也。不可爲癥積名。

蟯瘕。

出史記倉公傳。

遺積瘕。

同上。

固瘕。

出傷寒論。

乳瘕

見神農本艸（槐實條）

蛇瘕

同上（白頸蚯蚓條）　病源候論云人有食蛇不消因腹内生蛇瘕也亦有蛇之精液誤入飲食内亦令病之其狀常若飢而食則不下喉噎塞食至胸内即吐出其病在腹摸揣亦有蛇狀謂蛇瘕也千金方稱蛇癥外臺祕要所引崔氏方亦稱蛇瘕又本艸綱目蜈蚣條引衛生易簡

方稱蛇瘕醫說云隋有患者嘗飢而呑食則下至胷便即吐出醫作噎疾膈氣鯁胃三候治之無驗有老醫任度視之曰非此三疾蓋因食蛇肉不消而致斯病但揣心腹上有蛇形也病者曰素有大風嘗求蛇肉食風稍愈復患此疾矣遂以芒硝大黄合而治之微泄利則愈醫皆記其驗而知蛇瘕矣（名醫錄）

暴瘕

見名醫別錄虎杖條

氣瘕

見肘後方

産瘕

出千金方

八瘕

出外臺秘要引素女經一曰黄瘕二曰青瘕三曰燥瘕四曰血瘕五曰脂瘕六曰狐瘕七曰蛇瘕八曰鼈瘕其狀甚詳○病源候論同

斛二瘕

醫說云續搜神記有人能飲茗至一斛二斗忽飲過量數升吐出一物如牛肺以茗澆之容一斛二斗因名曰

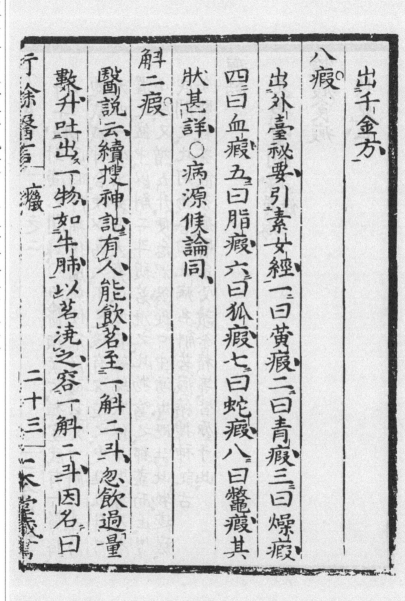

解二瘕　封演見聞錄○名醫類案云，桓宣武有一督將，因時行病後虛熱，便能飲複茗，必一斛二斗乃飽，裁減升合，便以為大不足，後有客造之，更進五升，乃大吐一物出，如升大，有口，形質縮縐，狀似牛肚，客乃令置之盆中，以斛二斗複茗澆之，此物噏之，都盡而止，覺小脹，又增五升，便悉混然從口中湧出，既吐此物，遂瘥，或問之，此何物，答曰此病名斛茗瘕，續搜神記，古今醫統，茶飲茶癖，醫宗必讀茶積等，皆原于此。

瘕結

見名醫別錄　蜀椒條

鼈瘕　食瘕

共見上。

酒瘕

病源候論云人有性嗜酒飲酒既多而食穀常少積久漸瘦其病遂常思酒不得酒即吐多睡不復能食云是胃中有蟲使之然名爲酒瘕也醫說云齊州士曹席進孺招所親張彬秀才爲館客彬嗜酒毎夜必寘數升於床隅一夕忘設焉夜半大渴求之不可得忿悶呼躁俄頃嘔吐一物于地旦起視之見床下塊肉如肝而黄上如蠶窠猶微動取酒沃之唧唧有聲始悟平生酒病根

本亟投諸火中後遂不飲丁志此證閒有之予往年登攝州摩耶山其麓客舍主人患之既過數月閒予每療奇疾納頭拜地請診脉視之面手黃白枯瘦眼亦無精彩猶且日飲酒一升餘米麥絕不喫予意欲爲縛柱術則羸瘦之極不可畫策不久必成泉下之人乃悦以甘言而去後聞不幾而斃名醫類案云一人自幼好酒片時無酒呼呼不絕全不進食日漸羸瘦或執其手縛柱上將酒與肴而不與飲即吐一物如猪肝入酒内其人自此遂惡酒又鎮陽有士人嗜酒日嘗數斗至午夜飲興一發則不可遏一夕大醉嘔出一物如舌視無痕竅至欲飲時眼偏其上蠢然而起家

沃之以酒立盡至常日所飲之數而止遂投之猛火急爆烈為十數片士人由是惡酒○和劑局方稱酒癥酒癖酒積古今醫統醫宗必讀等稱酒積雖有小異而大槩皆本于此

穀瘕

病源候論云人有能食而不大便初亦不覺為患久乃腹內成塊結推之可動故名為穀瘕也此與前食癥大同而小異古今醫統食積米穀積醫宗必讀穀積亦然

肉瘕

見外臺秘要千金方千金翼方外臺秘要及所引刪繁

方皆稱肉癥（古今醫統肉積、五畜胎子積、魚鼈積、醫宗必讀蛋積、狗肉積、皆原于此。）病源候論云：人有病常患肉，得肉食訖又患之，名為肉瘕也。

醫說云：異苑曰：章安有人，元嘉中噉鴨肉，乃成瘕病，胸滿面赤，不得飲食，醫令服秫米，須臾煩悶，吐一鴨雛，身喙翅皆已成就，唯左脚故綴昔所食肉，病遂得瘥。○又齊諸澄治李道念有冷疾五年，澄曰：汝病是食白瀹雞子過多，取蘇一升，令煮服之，吐一物如升，涎裹之，乃是雞雛，羽翅爪距皆見，凡十三頭，而病愈。見南史。又李時珍本艸綱目所引蘇頌稱雞瘕者，即謂此也。右上二條，雖頗涉怪，而姑記以廣異聞。

魚瘕

病源候論云：有人食生魚不消，結成魚瘕，揣之有形狀如魚是也。亦有飲陂湖之水，誤有小魚入人腹，便即生長，亦有形狀如魚也。若其謂形如魚及魚入腹生長者，妄也。古今醫統、醫宗必讀稱魚鱉龜積，醫林集要稱魚蟹積，赤水玄珠稱魚積類，大同小異，皆原于此。

瘀血瘕○

見證類本艸奴柘條。

寒瘕○

見本艸綱目陽起石條甄權云。

若瘕○

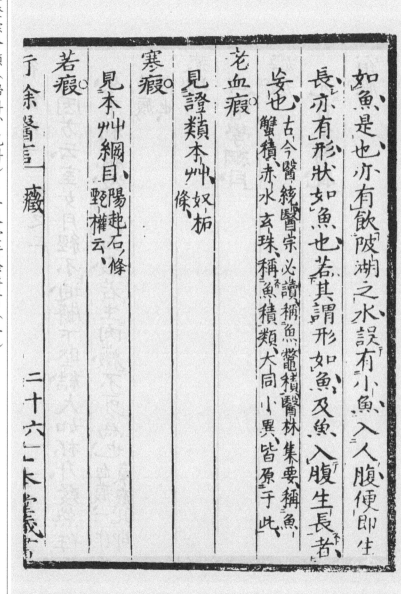

三因方云室女月經不通臍下堅結大如杯升發熱往來下利羸瘦此爲血瘕若生肉癥不可爲也血瘕一作氣瘕此即若瘕證也

瘕塊○

出醫學綱目

癖瘕○

見古今醫統

宿瘕○

同上、

雞瘕○

見本草綱目、

血鼈○酒鼈○氣鼈○

本草綱目、藭藭條引仁齋直指云平時嗜酒血入於酒則爲酒鼈平時多氣血凝於氣則爲氣鼈虛勞痼冷敗血雜痰則爲血鼈搖頭掉尾如蟲之行上侵人咽下蝕人肛或附脇背或隱胸腹大則如鼈小或如錢○血鼈又見

古今醫鑑、萬病回春、○醫學正傳云、流結于腸胃之間、而成積者、曰血瘕、血癥

肉龜、

見續醫說

大積、

出素問六元正紀大論、

横積、

同上、平人氣象論、

飲積、

同上、至眞要大論、

積飲。

同上 六元正氣大論、

積氣、

同上、四時刺逆從論、

新積。

靈樞、衛氣篇、

瀉積、

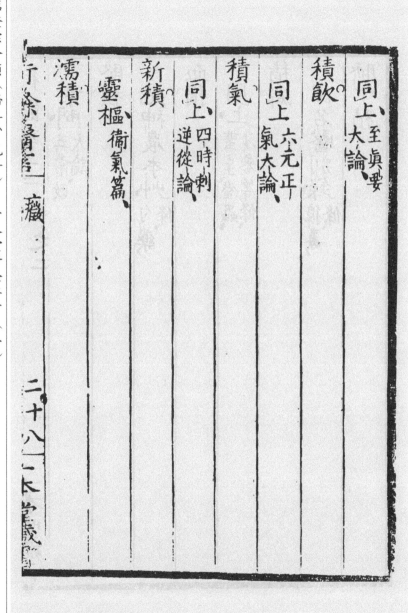

行篋醫言　卷之二

堅積

血積

積癖

臍下積

素問、五常政大論、

見神農本艸勻藥條

同上、蜚虻蝱蟲、

沙參等條、

出名醫別錄狼毒條

見甲乙經。又稱臍積。

結積。

見肘後方。又出千金方。

癥積。

出千金方。又見外臺祕要。所引古今錄驗。

肉積。酒積。氣積。水積。涎積。食積。

許叔微曰。大抵治積。或以所惡者攻之。或以所喜者誘之。則易愈。如硇砂水銀治肉積。神麯麥蘗治酒積。水蛭

蝱蟲治血積木香檳榔治氣積牽牛甘遂治水積雄黃膩粉治涎積礞石巴豆治食積各從其類也（本事方）

痰積　癖積

張從政又增此二法爲九積（儒門事親）

沈積

見本事方

精積

王好古湯液本艸云犯月水入房精與積血相射入于

任脈留于胞中、古人謂之精積、古人指何人、又未見古書有此稱目、尤可怪也。

柑橘積。

見丹溪心法附餘、

熱積。寒積。

出仁齋直指、

水飲積。

見醫林集要、

血水積。

見本艸綱目、麥蘗附方、引婦人經驗方云、產後青腫、乃血水積也、

瘧積。

出醫宗必讀、

蟲積。

見赤水玄珠、

蛋積。狗肉積。

出醫宗必讀、古今醫統、五畜胎子積、魚鼈積、醫林集要、及赤水玄珠、魚鱉積、皆此類、

茶積。穀積。

同上、

果子積。見本艸綱目、胡黃連主治、朱震亨云、又赤水玄珠、及醫林集要、果菜積皆同、

糯米積

同上、麴麵、米麴、主治、李時珍云、

五菜積。

見古今醫統、醫宗必讀、菜積同、

粉麪積。

同上。醫宗必讀、痞積同、又赤水玄珠、索粉積、糍糕傷積、皆此類、汪機亦云、豆腐積、出本艸綱目、萊菔主治、

九積。

見上。

大聚。

出素問六元正紀大論、靈樞五變篇。

盛聚。

出靈樞厥病篇。

瘕聚。

見八十一難

結聚

見神農本艸巴豆及假蘇條

氣聚

同上酸棗仁條

六聚

始出八十一難次見金匱方論而至連稱五積六聚則後世多言之雖中藏經云聚有大腸小腸膽胃膀胱三

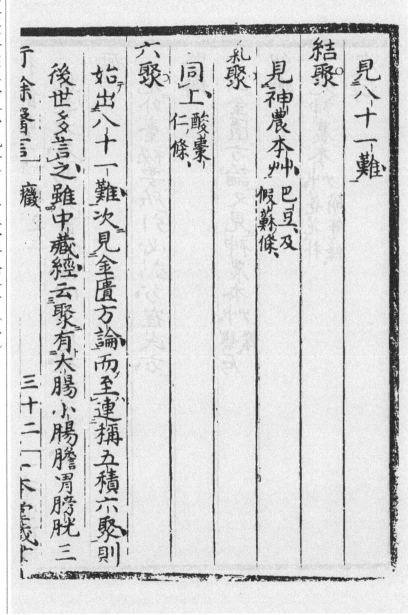

焦之六名而其書僞撰固不足據故不取焉

癖。

見外臺祕要所引必效方崔氏方

堅癖。

出金匱方論又見神農本艸礬石條

留癖。

見神農本艸蕘花朴硝等條

痰癖

同上、巴豆條、又見名醫別錄、枳實、蘭草、檳榔、食鹽等條、

漏癖

餌癖。

癖食。

並出脉經、又見病源候論、

久癖

同上、又見病源候論、千金方、及外臺祕要所引古今錄驗、集驗方、

癖結

冷癖

熱癖

並出肘後方癖結又見病源候論及外臺秘要所引廣濟方救急方冷癖又見名醫別錄石硫黃條文稱小兒冷癖見外臺秘要所引劉氏方

癖氣

出名醫別錄雄黃條又見千金方外臺秘要所引必効方

癖飲。同上、條、桑耳、又見外臺祕要所引崔氏方、

懸癖。

酒癖。

飲癖。並見病源候論、

水癖。同上、又見千金方、

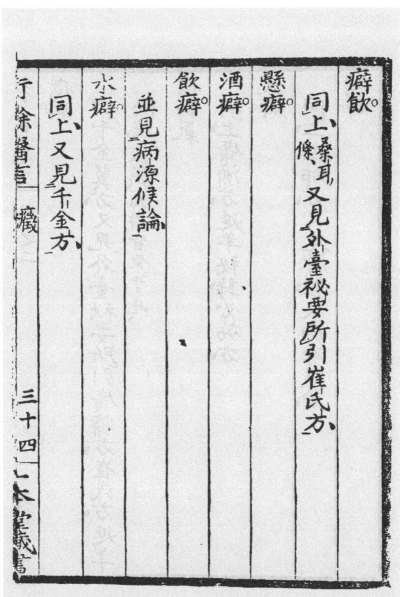

痃癖。

出千金翼方、又見外臺祕要所引廣濟方、崔氏方、延年祕錄、後稱痃癖、皆原于此、

痃癖氣。

同上、廣濟方、延年祕錄、必効方、

寒癖。

同上、深師方、又見脉經及病源候論、

閃癖。

宿癖。

同上，並見崔氏方。又《本草綱目》胡瓜及鸂鶒條、陳藏器云：小兒閃癖。

塊癖。

見《儒門事親》。○七種癖塊，出《和劑局方》，無目。

血癖。

老癖。

脾癖。

奶癖。

小兒乳癖○

小兒氣癖○

並見本艸綱目、血癖、脾癖、並見大黄條、老癖見蛤蜊肉、主治、掌禹錫云、又見證類本艸、荆三稜條、奶癖見驚條、小兒乳癖見白芥子條、引本艸權度、小兒氣癖見荆三稜條、引子母秘錄、

驚癖○

見醫學綱目、

水飲癖○

出古今醫統、

痃氣

出外臺秘要所引廣濟方救急方延年秘錄等

冷痃

見和劑局方

氣塊

見本艸綱目鯉魚條陳藏器云冷氣痃癖氣塊橫關伏梁結在心腹按氣不可謂塊誤也

涎塊

出醫林集要

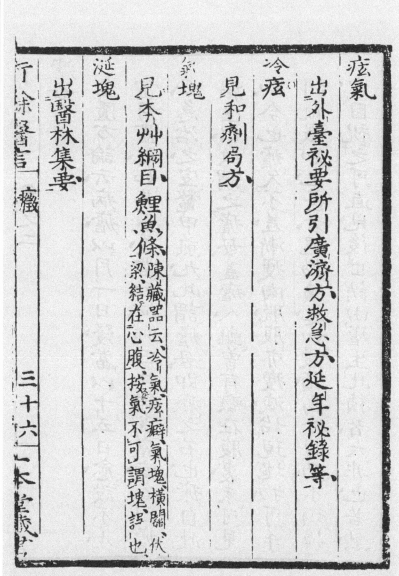

瘧母

金匱方論云病瘧以月一日發當以十五日愈設不差當月盡解如其不差當云何師曰此結爲癥瘕名曰瘧母急治之宜鱉甲煎丸此謂瘧母即癥之名也瘧自此癥生出故謂之瘧母蓋瘧人雖曾有癥在腹裏未可見知今也瘧久不差漸瘦肉脫腹亦瘦減始現塊物可手到輒徵知也甚者塊物墳起如饅頭高於腹面不須摸索目視之可直見後世謂由瘧生此積者大非也苦然

則可謂之瘧子而不可謂瘧母矣其昧於字也如是哉

赤水玄珠云瘧母又名肥氣非也

蛟龍病

病源候論云蛟龍病者云三月八月蛟龍子生在芹菜上人食芹菜不幸隨食入人腹變成蛟龍其病之狀發則如癲三因方謂此為龍瘕此謂癲癇而生蟲耳非實有是事也徒錄浮世怪談也○按名醫類案云昔有患者飲食如故發則如癲面色青黃小腹脹滿狀如妊孕醫診其脈與證皆異而難明主療忽有一山叟曰開皇六年灞橋有患此病蓋因三月八月邉水食芹菜得之有識者曰此蛟龍病也

爲龍游於芹菜之上、不幸食之而病也、遂以寒食餳、每劑五合、服之數劑、吐出一物、形雖小而狀似蛟龍、且有兩頭、獲愈、又云、有黃門奉使交廣、回、周顗謂曰、此人腹中有蛟龍、上驚問黃門曰、卿有疾否、曰、臣馳馬大庾嶺、時大熱、困且渴、遂飲水、覺腹中堅痞如石、周遂消石及雄黃煮服之、立吐一物、長數寸、大如指、鱗甲具、投之水中、俄頃長數尺、復以苦酒沃之、如故、以器覆之、明日已生一龍矣、上甚爲之驚訝、明皇雜錄、此亦變怪、固不可信、又病源候論擧腹內有人聲、候後世謂之應聲蟲、又本艸綱目、白僵蠶條引普濟方、有腹內龜病、又有酒鼈、氣鼈、血鼈、此皆僻名、

或可入諸蟲門乎、

蛇癥 肉癥 酒癥 米瘕 髮瘕 蝨瘕 斛茗瘕 米穀積 米積 魚鼈積 魚、蠏積 魚積 五畜胎子積 麪積 豆腐積 荳粉積 索粉積

糍糕傷積○
已上皆見上

痞○
出傷寒論

痞堅○
痞逆○
痞飲○
並見素問六元正紀大論

氣痞

心下痞

並見傷寒論

堅痞

痞結

並出神農本艸。堅痞，見蜚寅條。又見名醫别錄半夏條。痞結見乾漆條。又見名醫别錄馬陸條。

久痞

出千金方。

八瘖

見千金翼方，無名。又外臺秘要所引崔氏方稱八種瘖塞，和劑局方，已下皆同。

三瘖

見中藏經云，上瘖、中瘖、下瘖，甚鑿說也。

噎瘖

肺瘖

並見和劑局方。

悶痦○　見本艸綱目、奴柘條

瘀痦○　同上、諸朮條、陳藏器曰、

寒痦○

濕痦○

燥痦○　並見醫學綱目、

痞塞

膈痞

並見證治要訣

熱痞

見本艸綱目葛根條引開寶本艸

水痞

同上澤蔦條○术條引王好古

痞塊

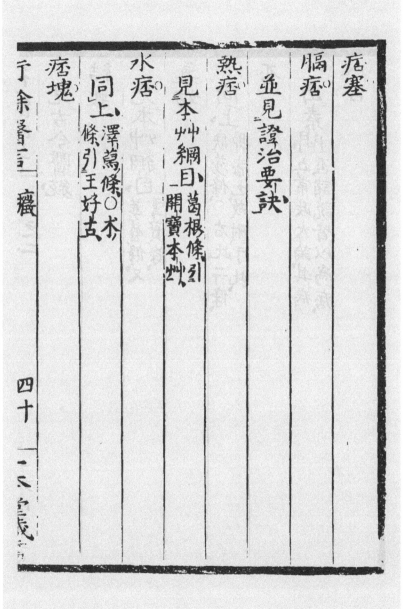

見古今醫統。

結氣

見本艸綱目。蓴蘁條。又雲實條。

氣妨

同上。候莎條。○右此二條。即痞也。故附于此。

否

出素問。五常政大論。其病否。諸説皆以爲痞。

八否

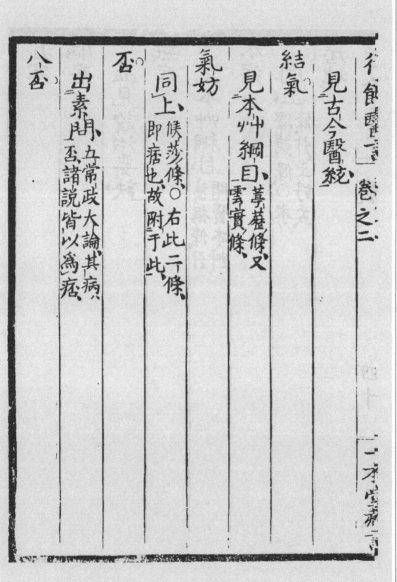

出病源候論云否者塞也言府藏否塞不宣通也由憂恚氣積或墜墮内損所致其病腹内氣結脹滿時時壯熱是也其名有八故云八否而方家不的顯其證狀范汪所錄華佗太一決疑雙丸方云治八否五痂亦不說八否之名也

五否。六否。

同上

否塞

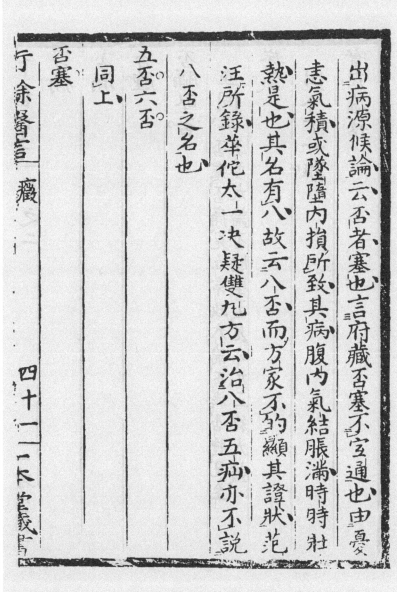

否痛

否滿

否腫

否膈堅否

並同上（否塞、否痛、見五常政大論。否滿、否腫、見至眞要大論。否膈堅否、見六元正紀大論。）

痞氣

出八十一難

實痞虛痞

見丹溪纂要

已上濫名不堪其煩今詳辯別折衷諸說夫積爲陰爲藏病聚爲陽爲府病肇于秦越人而張仲景亦從之爾來至後世咸奉爲定說自吾門觀之則未可也陰陽醫家之故態固不須論焉如以積聚配當藏府甚背道理不容不辨也蓋積者鬱滯之極漸累以至堆積也即癥是也謂結塊堅牢盤坐不移手到可覓徵知也又謂之癖聚者忽聚忽散有無不定發止無常也即痃是也又謂之瘕又謂之痃

唯痞較有小異。蓋痞者謂上自胸中下至中脘氣滯而不散凝結爲團。似如有物。按之雖硬。而其實則空而唯凝氣而已矣。故仲景云氣痞是也。古今獨仲景詳言其狀。傷寒論云傷寒五六日嘔而發熱者茈胡湯證具而以他藥下之茈胡證仍在者復與茈胡湯此雖已下之不爲逆必蒸蒸而振却發熱汗出而解若心下滿而鞕痛者此爲結胸也但滿而不痛者此爲痞又云病發於陽而反下之熱入因爲結胸病發於陰而反下之因作痞所以成結胸者以下之太早故也又云脉浮而緊而復下之緊反入裏則作痞按之自濡但氣痞耳又云太陽病醫發汗遂發熱惡寒因復下之心下痞表裏俱虛陰陽氣並竭又云心下痞按之濡其脉關上浮者大黃黃連瀉心湯主之又云心下痞而復惡寒汗出者附子瀉心湯主之又云本以下之故心下痞與瀉心湯痞不解其人渴而口燥煩小便不利者五苓散主之又云傷寒汗出解之後胃中不和心下痞鞕乾噫食臭脇下有水

氣腹中雷鳴下利者生薑瀉心湯主之又云傷寒中風醫反下之其人下利日數十行穀不化腹中雷鳴心下痞鞕而滿乾嘔心煩不得安醫見心下痞謂病不盡復下之其痞益甚此非結熱但以胃中虛客氣上逆故使鞕也又云傷寒服湯藥下利不止心下痞鞕服瀉心湯已復以他藥下之利不止醫以理中與之利益甚理中者理中焦此利在下焦赤石脂禹餘糧湯主之復利不止者當利其小使又云傷寒吐下後發汗虛煩脉甚微

八九日心下痞鞕脇下痛氣上衝咽喉眩冒經脈動惕者久而成痿又云傷寒發汗若吐若下解後心下痞鞕噫氣不除者旋復代赭石湯主之又云太陽病外證未除而數下之遂協熱而利利下不止心下痞鞕表裏不解者桂枝人蔘湯主之又云傷寒大下後復發汗心下痞惡寒者表未解也不可攻痞當先解表表解乃可攻痞又云傷寒發熱汗出不解心中痞鞕嘔吐而下利者大柴胡湯主之又云病脇下素有痞連在臍傍痛引少

腹入陰筋者此名藏結死又云太陽中風下利嘔逆表解者乃可攻之其人漐漐汗出發作有時頭痛心下痞鞕滿引脇下痛乾嘔短氣汗出不惡寒者此表解裏未和也又云太陽與少陽併病頭項強痛或眩冒時如結胸心下痞鞕者當刺大椎第一間肺俞肝俞慎不可發汗其他如心下支結與鞕與滿證狀非一須就本論參考又金匱方論有心中痞究竟結胸胸痺亦此類耳

魯考往昔積聚癥瘕疝痞痃癖混稱不一如石癥稱石瘕

出靈樞水脹篇。血癥稱血瘕。出素問陰陽類論，又見神農本艸名醫別錄等。及稱蟲瘕。出靈樞厥病篇。蛇瘕。見神農本艸蚯蚓條。髮瘕。出南史。鱉瘕米瘕。見千金方。類皆同。或稱積氣。見上。積氣卽疝也，聚也，瘕也。初雖因氣而積，而及既成塊物，則可謂之癥，何得稱積氣哉。後世稱癖氣。出名醫別錄。癥氣。見外臺秘要。氣癖。出子母秘錄。氣塊。見本艸綱目所引陳藏器云。氣積。出本事方。類皆同。古今論積聚癥瘕者不一樣。如朱震亨謂氣不能成塊成聚，塊乃有形之物，則尚可聞矣。其分左右痰血者，妄也。

丹溪心法附餘云痞塊在中為痰飲在右為食積在左為血塊氣不能成塊成聚塊乃有形之物也痰與食積死血而成

如陳言謂龍蛇魚鼈等事皆出偶然但飲食間誤中之留聚腹臟假血而成自有活性則尚可聞矣其以癥瘕屬肝部積聚屬肺部七者火數屬心八者木數屬肝等說亦益虛妄也

三因方云癥瘕積聚隨氣血以分門故方云以癥瘕

肝部積聚屬肺部不亦明矣況七者火數屬心蓋血生於心八者木數屬肝蓋血歸於肝雖曰強分理似不混

夫癥者堅也堅則難破瘕者假也假物成形然七癥八瘕之名經論亦不詳出雖有蛟龍蛇鼈肉髮蝨米等七證初非定名偶因食物相感而致患耳若婦人七癥八瘕則由内外不内外因動傷五臟氣血而成古人將婦人病爲痼疾以蛟龍等爲生瘕然亦不必如此執泥婦人癥瘕並屬血病龍蛇魚鼈等事皆出偶然但飲食間

誤中之留聚腹臟假血而成自有活性亦猶永徽中僧病噎者腹有一物其狀如魚即生瘕也與夫宿血停凝結爲胚塊雖內外所感之不同治法當以類相從所謂醫者意也如以敗梳治蝨瘕銅屑治龍瘕麯蘗治米瘕石灰治髮瘕如此等類方論至多不復繁引學者可以理解此論含糊不決固不足舉聊爲本論考證記以資課故玉機微義引此論曰按此論積聚等屬臟部蓋分氣血爾亦不必拘此然生瘕亦有外因而成者如[illegible]

徐之才治取蛤精疾生於足開者若此陳於三因何不之及又曰積者實停蓄之總名癥者有所成而名之亦皆積爾瘕者血病也似不可言爲聚聚者陽氣也然大小腸移熱爲瘕如此則亦聚爾但前人施治亦未見有分其異同者此知癥積之爲一而不知瘕聚亦爲一反爲瘕血病等說元由不透達文字故也癥瘕即積聚之異名耳凡不知此意者皆空就之取斷矣

又如張從政用吐下法治積此大虛妄尤不可信也此乃

暴痰滯食在腸胃中者而後可用是法耳夫積者腸胃外硬物隔一層皮膜雖使用藥峻攻強擊豈有腸胃外久漸結堅積癥破穿皮膜入來腸胃內上吐出而下瀉出之理乎不思甚矣善哉朱震亨云凡積不可用下藥徒損真氣病亦不去予每謂從政之書甚可疑矣恐欲過褒從政矯激以釀其罪惡耳如其書說則必是所治一人而所殺十人也猶角觝夫談勝不言負也後人僞撰亦猶黃承昊作薛氏醫案反愚薛己也

詳見儒門事親薛氏醫案
又如張元素云養正積自除此亦固非治積法乃是今時
醫流每臨病人不議去疾而動輒專一唱言大補元氣之
意也非關治積事也無用之言耳
見證治準繩
況乎其他醫流所著方書皆是勦說雷同蹈襲舊論無一
述的切正當深詣親造之實論
張介賓曰凡堅鞕之積必在腸胃之外募原之間原非

藥力所能猝至○然此堅頑之積非用火攻終難消散故莫玅於灸余在燕都嘗治愈痞塊在左脇者數人則皆以灸法收功也此言較勝衆說猶且有用藥攻外之言又云然猶有不可按穴者如痞之最堅處或頭或尾或突或動處但察其脉絡所由者皆當按其處而通灸之火力所到則其堅聚之氣自然以漸解散有神化之玅也第灸痞之法非一次便能必效務須或彼或此擇其要者至再至三連次陸續灸之無有不愈者見景岳全書

此猶稍爲彼善于此也若夫楊士瀛云挾水爲癖挾血爲癥見仁齋直指馮兆張云癥因傷食得之瘕因傷血得之痞因傷氣得之癖因積得之見錦囊祕錄俱是拘泥不足論也

又孫一奎擧汪子良説。爲能辨秦越人膠固難通者。此亦調停強解。無益之冗言也。詳見赤水玄珠文長不暇録

後世又別立痞門若其爲詳説則有之。但恐不免喜多其

稱耳。痞固痼瘕聚之類。何可別立門乎。若上所論而足矣。況以痞滿痞塊立門乎。其誤甚矣。痞自是痞。滿自是滿。元非一事。何得併為一乎。且痞無塊。亦何得連稱痞塊乎。既有塊則是癥矣。固非痞也。痞者唯謂自胸中至中脘空氣鬱而不散。滯結為團耳。詳見于上。仁齋直指、丹溪纂要、古今醫鑑、景岳全書等、皆以痞滿立門。證治要訣以痞塞立門、古今醫統以痞塊立門者、尤非也。

錄補戴思恭云。有正當積聚處內熱如火。漸漸偏及四肢。一日數發。如此二三日又愈。此不當攻其熱。見證[illegible]要[illegible]

此間有之事故表出焉

凡其父母有此疾者其子在襁褓腹中既有塊物況嬰孩之際由癥塊成諸證者比比而有或有成奇證怪狀者或有生出時無何異後終成不完之軀者爲父母者畏之勿忽諸執術者亦不可不留心于此也其餘如喘哮癲癇多是父母之傳遺也觀之可以見也

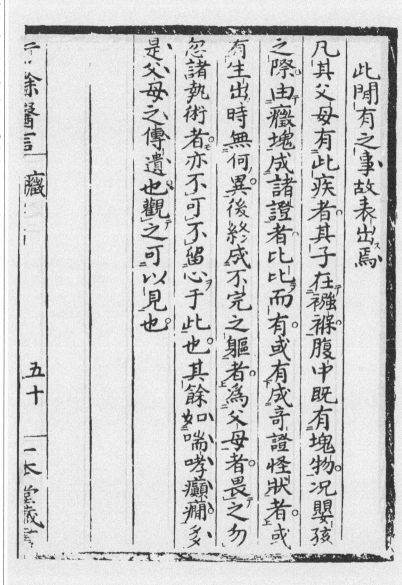

餘醫言　卷之二

一本堂藏書

附字辨。癥即積之可徵者。積即癥。癥即積。但積元虛字。非病名。大凡累聚堆疊之萬品。皆可謂積。故今改稱癥。即積之堅硬。按之應手。可徵知也。玉篇云。腹結病也。是也。瘕即聚。聚即瘕。亦猶積與癥同也。瘕。假也。雖假成形。忽散去無所有。故謂瘕也。由假有形稱之耳。非全存形質不散。如癥積一定不動也。聚亦虛字。非病名。大凡會萃歸湊萬彙皆可謂聚。故今不用聚字。易之以瘕。瘕即疝也。故古多連稱疝瘕。素問又云。男子內結七疝。女子帶下瘕聚。由是說文

云瘕女病也非也不分男女皆可稱瘕故今皆改用疝以
其被誤多岐也瘕乎加切音遐癖亦積也按字彙正字通
並云瘕癖腹內積聚康熙字典云玉篇食不消增韻瘕癥
腹積聚皆非也瘕非癖癖非瘕癖與癥一類瘕與疝一類
癖古書混書癖醫書注為癖積如腸癖是也㦛癖即襞積
之襞通故今斷為積義後世謂小兒積專為癖者亦非也
古多連稱痃癖癖匹亦切音僻古今醫統云癖者僻也飲
食之凝滯于一隅而成內
癖內傷脾胃外無形迹其人面黃肌瘦四肢困乏而精神
懊憹是也又云病在五內而不可以形狀求也醫宗必讀

云內結于隱僻外不可見也萬病醫衡云痃癖者懸掛偏僻之意也此俱就隱僻偏僻意爲解亦未得爲全備也

痃者弦也假爲形狀猶弓弦張也腹内瘕聚上下左右牽引拘急如筋如弦故謂之痃此即疝也正字通康熙字典並引六書故癖積弦急也是說爲最近焉字彙云小腹下病亦幾言疝瘕廣韻云癖病非也古今醫統云痃者邊旁也海篇云皮厚也此亦氣血凝於肌肉之間而成痃也狀類痞塊之形而尤見著者也醫宗必讀云皮厚也在肌肉之間而可見者也此並眩皮厚字訓以爲謂外面之凝聚大非也如是則此結核瘰癧瘡瘍之類而非腹内之疾何得連稱痃癖乎醫人之昧字義也至究竟痃癖亦猶連稱積聚癥瘕之意癥積于茲矣可笑哉

癖是一類瘕聚痃疝是一類連稱痃癖不稱癖痃亦猶不
謂陽陰火水而謂陰陽水火此乃古人連稱熟語耳痃胡
田切音賢痞者否也即易否卦義天地不交閉塞不行之
意凡自胸中至心下胃上滯氣滿塞不散謂之痞但胷中
痞覺心下鬱滿耳至心下痞則有鞕者雖鞕而非塊物其
滯氣滿塞凝結而鞕傷寒論云痞鞕是也又云滿而不痛
者此爲痞說文云痛也廣韻云腹内結痛並非也正字通
康熙字典並引增韻氣隔不通字典又引徐鍇曰病結

玉篇腹内結病可以見也後世稱痞塊別立痞塊門者古今醫統甚非也但痞做虛字用則可相通用如素問稱否是也專爲病名則以氣痞爲主可也又按劉熙釋名云脴否也氣否結也考諸字書並無脴字可疑○又李仲梓云癥精也及久而成精萃也瘕遐也歷年遐遠之謂也積跡也挾痰血而成形跡聚緒也依元氣以爲端緒痃癖者懸絕隱僻又玄妙莫測之名又云痞與痃癖乃胸膈間之候積與聚爲肚腹内之疾因屬上中二焦之故多見於男子癥與瘕獨見於臍下是下焦之疾故常得於婦人見病機沙篆又張三錫云積者跡也腹中有形不移者是也聚者或濁氣叢聚或上或下聚散不常是也痃癖者玄絕隱僻或隱或現莫能以測是也腹中有形可證謂之癥假物而成謂之瘕皆濁氣痰血

凝聚而成（見醫學六要）此甚僻說妄言不可不辨故附錄焉

婦人良方云痃者在腹内近臍左右有筋脉急痛如臂如指如弦之狀癖者僻在兩肋之間有時而痛

一本堂行餘醫言卷之二畢

一本堂行餘醫言卷之三

平安 香川修德太沖父 著

疝所晏切音訕 疝即聚又即瘕 附 陰癩 腯腳

疝者鬱氣之凝滯而爲痛者也多在少腹或上逆而奔突急痛或四方走注爲痛或自臍下升奔衝心而痛或下控陰囊爲痛或引背脊或牽脇肋或縮小便或祕大便或不得前後或大便忽瀉忽祕或爲久泄或爲久祕或控引睪丸入腹則痛不可忍或腹皮急或腹筋急或脉張筋怒如

有形或腹中雷鳴裡急非必瀉或腹中有聲如蛙或腰痛不可俯仰或引腿膝不得屈伸或惡寒發熱甚則戰慄鼓頷壯熱譫語至痛之劇則如切如裂如刺如絞壯夫號呼欲絶欲死或手足厥冷冷汗如流或繞臍而痛或自汗出或臍上下凝如臂即痃也或飲食不爲肌膚羸瘦少氣或腹滿嘔吐不得飲食種種證候千狀萬態不可說盡又有遂成滯患或歲一二發或月二三發者發則臍腹大痛寒戰壯熱煩悶大汗陣陣作止大憊而醒若有內虛而發則終

致不起而及其淫溢則成遺精成久瀉成腹滿成虚勞成
癃閉成燥結成胃反其變至多不可悉述猶癥之成暴動
成空氣成淤液也
暴動者欬嗽也嘔吐也喘哮也噦也
空氣者噫也噦也屁也欠也鼓脹也腸鳴也
淤液者痰也酸苦清水涎唾也瀉也水脹也帶下也
蓋疝之凝結也亦猶癥之以漸積累空氣一滯則其隙罅
之地位終難可充實故俗語云疝不可根治唯以調停温

發使不發爲上策耳察其所發多因過食或喫生冷硬物油膩厚味炒炙芳香之物或飲酒大醉或房室過度間由世變人情大怒深憂而發者有之若能節慎可免數發疝名亦甚濫略擧于下

疝

出素問長刺節論云病在少腹腹痛不得大小便病名曰疝又見大奇論至眞要大論五藏生成論等

疝氣

出靈樞邪氣藏府病形篇又見神農本艸五加皮條又見海藻條甄權

卒疝

同上、經脈篇云、氣逆則睪腫卒疝、實則挺長、虛則暴癢、又見素問繆刺論、外臺秘要所引集驗方、已下同、

厥疝

出素問、五藏生成論云、有積氣在腹中、有厥氣、名曰厥疝、女子同法、病源候論云、厥逆、心痛、足寒、諸飲食吐不下、名曰厥疝、

衝疝

同上、骨空論云、此生病、從小腹上衝心而痛、不得前後、爲衝疝、

狐疝

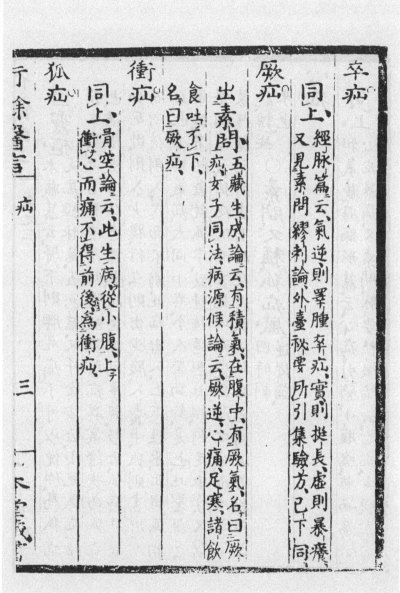

出靈樞本藏篇云、腎下則腰尻痛不可以俛仰、為狐疝、又見經脉篇、五色篇、又千金方云、小兒狐疝、傷損生癩、此言狐本陰怪獸、故謂陰疝異常譎狀、為狐疝也、猶張機言狐惑證也、而至儒門事親、乃云、狐疝其狀如瓦、臥則入少腹、行立則出少腹、入囊中、狐則晝出穴而溺、夜則入穴而不溺、此疝出入上下往來、正與狐相類也、亦與氣疝大同小異、今人帶鈎鈐是也、此鑿說之最僻者也、蓋就狐字致種種憶想杜撰、何足取乎、又醫學綱目云、狐夜伏而晝見、以疝處厥陰之分、即人之前篡隱奧之所、晝下而夜上、故以狐疝名焉、此亦自張之說轉些來也、○素問又稱狐疝風四時刺逆從論

心疝

同上、邪氣藏府病形篇云、心疝引臍小腹鳴、熱病篇云心疝暴痛、又素問脉要精微論云、心疝少腹當有

形也、又見大奇論、又見肘後方、病源候論云、由陰氣積於內、寒氣不散、上衝於心、故使心痛、謂之心疝也、其痛也、或如錐刀所刺、或陰陰而疼、或四支逆冷、或脣口變青、又外臺秘要所引范注方、稱三十年心疝、

肺疝。

出素問大奇論、

肺風疝。脾風疝。心風疝。腎風疝。肝風疝。

同上四時刺逆從論、

疝瘕。

出素問平人氣象論云、疝瘕少腹痛、玉機眞藏論云、脾傳之腎、病名曰疝瘕、少腹寃熱而痛、出白、一名

曰蠱神農本艸稱疝瘕者十餘條而稱婦人疝瘕者三條病源候論云其病雖有結瘕而虛假可推移故謂之疝瘕腹內急痛腰背相引痛亦引小腹痛又出甲乙經

七疝

同上骨空論云任脈爲病男子內結七疝女子帶下瘕聚八十一難云任之爲病其內苦結男子爲七疝女子爲瘕聚並與名目至病源候論云厥疝癥疝寒疝氣疝盤疝胕疝狼疝此名七疝也厥逆心痛足寒諸飲食吐不下名曰厥疝也腹中氣作滿心下盡痛氣積如臂名曰癥疝也寒飲食即脇下腹中盡痛名曰寒疝也腹中乍滿乍減而痛名曰氣疝也腹中痛在臍旁名曰盤疝也腹中臍下有積聚名曰胕疝也小腹與陰相引而痛大便難名曰狼疝也按外臺祕要所引文仲七疝九條云暴心腹厥逆不得氣息痛達背脅名曰[illegible]

下堅痛、不可手近、名曰石疝、臍下堅痛、得寒冷食輒引
名曰寒疝、腹下堅痛、大如手、痛時出見、若不痛不見、
曰盤疝、臍下結痛、女人月事不時、名曰血疝、少腹脹滿、
引膀胱急痛、名曰脉疝、此只六種而闕一種、至張從政、
又別易名目云、寒疝、水疝、筋疝、血疝、氣疝、狐疝、癩疝、是
謂七疝、寒疝、其狀囊冷、結硬如石、陰莖不舉、或控睪丸
而痛、水疝、其狀腎囊腫痛、陰汗時出、或囊腫而狀如水
晶、或囊癢而燥、出黃水、或少腹中按之作水聲、寒濕之
氣聚於囊中、故水多、令人爲卒疝、筋疝、其狀陰莖腫脹、
或潰或膿、或痛而裏急筋縮、或莖中痛、痛極則癢、或挺
縱不收、或白物如精、隨溲而下、血疝、其狀如黃瓜、在小
腹兩旁、横骨兩端約中、俗云便癰、氣血流溢、滲入脬囊、
留而不去、結成癰腫、氣疝、其狀上連腎區、下及陰囊、或
因號哭忿怒則氣鬱之而脹、怒哭號罷則氣散者是也、
小兒亦有此疾、俗曰偏氣、狐疝、其狀如瓦、臥則入小腹、
行立則出小腹、入囊中、狐則晝出穴而溺、夜則入穴而

不溺此疝出入上下往來正與狐相類也亦與氣疝大同小異今人帶鉤鈐是也㿗疝其狀陰囊腫縋如升如斗不痒不痛者是也女子陰户突出雖亦此類乃熱則不禁固也此說大鑿固不足取且其解筋疝血疝者元非疝證不可惑張之妄談誤認疝證也

牡疝○湧疝○氣疝○

出史記淳于意傳

寒疝○

見金匱方論及甲乙經病源候論已下皆同儒門事親云寒疝亦名水疝非也

小兒寒疝

見本艸綱目。梨葉條、又楝條云、小兒冷疝。

飢疝。

出病源候論。肘後方云、飢而心痛、名曰飢疝。

五疝。

同上。一曰石疝、二曰血疝、三曰陰疝、四曰妒疝、五曰氣疝、是爲五疝也。而范汪所錄華佗太一決疑雙丸方云、治八否五疝積聚伏熱留飲往來寒熱而不的顯五疝之狀。

臍下疝。臍疝。大疝。

並見甲乙經。

心腹疝

見外臺秘要所引古今錄驗療久寒三十歲心腹疝瘕

瘕積聚。

瘕疝。

見醫宗必讀。

積疝

見丹溪心法附餘

勞疝

見丹臺玉案

腎疝肝疝脾疝

並見玉機微義引脉經

小腸疝濕疝熱疝

見景岳全書古今醫統鍼腸疝○衛生易簡方云小腸疝氣偏墜陰腫

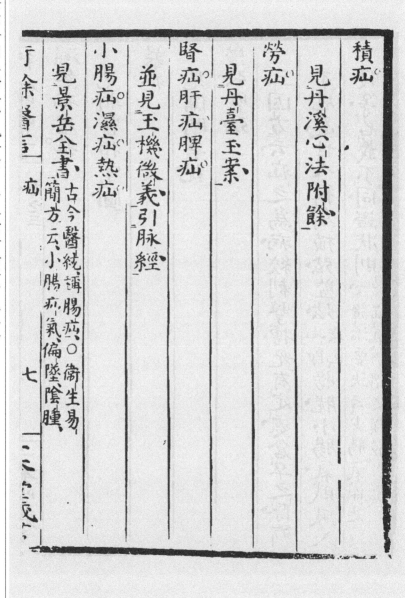

濕熱疝　虛疝

見明醫指掌圖

暴疝

見儒門事親

橫弦　豎弦

三因方云疝之爲病絞刺擊搏無有定處倉卒之際痛不堪忍世人稱爲橫弦豎弦痃也此即膀胱小腸氣賊風入腹等名義不同證狀則一證治要訣云小腸氣即是疝氣今謂之橫弦豎弦

瞖氣。

出仁齋直指

鈞瞖氣。

見醫林集要

瞖氣疝實疝

並見醫學綱目

七情疝痰疝

見醫學入門

腫疝。見醫學正傳。

小腸膀胱氣。此元出神農本艸烏韭條云利小腸膀胱氣又名醫別錄屋游條亦同其他不多見未詳其疝否後世別稱膀胱氣本事方儒門事親三因又證類本艸胡蘆巴條

小腸氣本事方玉機微義又本艸綱目馬鞭草條引簒要奇方云婦人疝痛名小腸氣非也衛生易簡方作小腸氣痛

蟠腸氣。木腎。偏墜。

見丹溪心法附餘、又醫林集要等、作盤腸、

盤腸氣。

出萬病回春、云腸中走氣作聲、或痛者、是盤腸氣也、小腹陰囊、手按作響聲痛者、是膀胱氣也、小腸臍傍、一梗升上、釣痛者、是小腸氣也、小腹下注、上奔心腹、急痛者、是腎氣也、陰子偏大偏小者、是偏墜也、陰子雖硬、大而不痛者、是木腎氣也、又云、偏墜氣、又云、氣胞、木腎、水胞、偏墜、

腎餘陰腫。

古今醫統云、世俗呼爲小腸氣、膀胱氣、奔豚氣、蟠腸氣、橫弦、豎弦、偏墜、木腎、腎餘、陰腫、腎餘疝氣、見醫學綱目、

陰疝。

見外臺秘要所引文仲方云寒疝亦名陰疝又見肘後方又譚治

準繩云陰疝一名癩疝○名醫別錄地膚條云女子陰疝

陰狐疝氣。

金匱方論云陰狐疝氣者偏有大小時時上下

陰疝癖。

見本艸綱目萆薢條引陳藏器

木疝。

秘方集驗云、木疝即木腎、

㿗疝。㿗癃疝。

出素問。至眞要大論云、丈夫㿗疝、婦人小腹痛、脈解篇同、痛作腫、又稱㿗癃疝、陰陽別論云、頹疝、小腹控睪而痛也、又靈樞經脈篇同、㿗作㿉、痛作腫、經筋篇云、㿉疝腹筋急、

腸㿉。內㿉。癃㿉。㿉癃。㿉陰

並見靈樞。邪氣藏府病形篇、㿉陰見五色篇、

陰㿗。

千金方云、㿗有四種、有腸㿗、卵脹、氣㿗、水㿗。醫學入門稱卵㿗、又

卵癩　水癩　本
出肘後方

陰癩　氣癩　氣
出證治要訣

暴癩
出名醫别錄海藻條

卒癩
見外臺秘要所引集驗方

腫癩

見千金翼方

癲風

見三因方云癲風之症世謂腎臟風

兒癲

見千金方名醫别錄蜘蛛條云大人小兒癲又外臺秘要所引備急方小兒癲古今錄驗小兒陰癲本艸綱目桃仁條小兒卵癲又杜父魚條陳藏器云小兒差頹差頹陰核大小也又食鹽條小兒疝氣并內吊

腎氣日華子本出外臺秘要所引劉氏

小兒胎疝

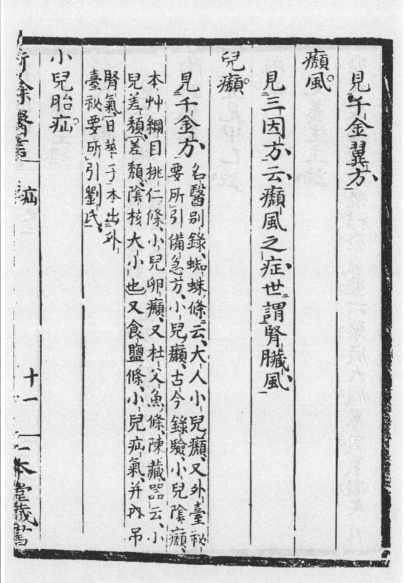

見資生經。

婦人陰癩。

見本艸綱目、鯪鯉條、引千金方及翼方作陰胎、
艸楉玄方、

陰跳狐筋。

並見甲乙經、

內疝。

見養生主論、

聚大聚盛聚瘕聚結聚氣聚六聚瘕大瘕暴瘕氣瘕寒瘕

伏瘕、固瘕、瘕、瘕疝、氣結、氣冷疝

已上皆見癥門，此數者畢竟疝也。

狐疝、風疝、頹疝、癀疝、癥疝、氣疝、盤疝、胕疝、狼疝、尸疝、石疝、血疝、脉疝、水疝、筋疝、偏氣、帶鈎鈴、奸疝、卵癪、善頹、偏疝、冷疝、腎臟風、腸疝、木腎、氣偏墜、氣氣胞、水胞、陰腫、肝氣、下部氣、氣結

已上皆見上，肝氣見于後，下部氣亦同，氣結見于肘後方。

大略若是皆是華人喜多名之所致而遂反眩惑以爲聾瞽之說張從政之論疝也全是逞臆偏見固不足取且其遺溺閉癃陰痿脬痹精滑白淫皆男子之疝也血涸不月月罷腰膝上熱足躄嗌乾癃閉少腹有塊或定或移前陰突出後陰痔核皆女子之疝也以上諸證豈疝也哉若謂因疝爲此諸證則可也直謂指此爲疝則妄矣又云但女子不謂之疝而謂之瘕此亦不詳讀古書之誤也素問云有積氣在腹中有厥氣名曰厥疝女子同法五藏生成篇

本艸以下稱婦人疝瘕者頗多藁本條、婦人疝瘕、獨活、女子疝瘕、衣魚條、婦人疝瘕、又名醫別錄乾漆條云、女子疝瘕、又有名未用地朕條云、女子陰疝、女子固有疝疾何得不謂疝乎此亦妄矣且換七疝之目者亦是杜撰之甚也其稱筋疝者即下疳瘡及淋之事也血疝者便毒也此亦豈疝也哉若謂二證兼疝則可言也况張文仲云臍下結痛女人月事不時名曰血疝見外臺秘要、則見從政之解血疝者全是一己之僻說而非疝之事無復可疑也如李仲梓辨七疝較優於諸氏醫宗必讀云內經所謂任脉爲病內結七疝合言疝證之原也所謂衝疝狐疝癩疝厥疝瘕疝㿗疝㿗癃疝分言七疝之狀也巢氏不能詳考內經原具七疝乃強分厥癥寒氣盤胕狼自附于內經之七疝不亦妄孳空張子和非之曰此俗工所立謬名似矣及其立論但辨陰器與小腸膀胱腎了不相干專屬肝經受病竟不知任脉爲七疝之原亦不知經文自有七疝散見于各論之中又添寒水筋血氣狐癩之七種此其疵謬與巢氏未

有以異也、若言疝爲筋病、皆挾肝邪、則可、若言止在厥陰一經、不亦與內經相戾耶、且執病在下者、引而竭之、不問虛實、槩與攻下、其禍有不可勝言者、豈待下後始補而可回其生乎、癪與癩同、然是則分一證爲二、李仲梓其求而不足、強塡之以合七數、何不加卒疝乎、○儒門事親云、疝本肝經、宜通勿塞、狀疝有七、前人論者甚多、非靈樞素問銅人之論、余皆不取、非余好異也、但要窮其原耳、七疝者何、寒疝、水疝、筋疝、血疝、氣疝、狐疝、癩疝、是謂七疝、俗工不識、因立謬名、或曰膀胱、或曰腎冷、或曰小腸氣、小兒曰偏氣、立名既謬、并失其實、又云、且夫遺溺、閉癃、陰痿、脬痺、精滑、白淫、皆男子之疝也、不可妄歸之腎冷、血涸、不月、月罷、腰膝上熱、足躄、嗌乾、癃閉、少腹有塊、或定或移、前陰突出、後陰痔核、皆女子之疝也、但女子不謂之疝、而謂之瘕、又云、内經曰、木鬱則達之、達謂吐也、令條達肝之積、本當吐者、然觀其病之上下、以須爲貴、仲景所謂上宜吐、下宜瀉者此也、

王肯堂之論疝也、懸空捕風之言、不過以口舌強解耳、若小腸氣是小腸、膀胱氣是膀胱、則當是腎氣是腎、肝氣是肝、疝氣是疝、何得特云疝氣是肝乎、若以經絡言、則膀胱固足經、尚可言矣、小腸是手經、何得謂因經絡並而連及乎、若然則脾膽胃亦經絡相並、何不言疝耶、若以相及言則大腸三焦肺心亦當相連及、何其説之不通如是耶、且

引趙以德説亦由無定見也已謂疝專屬任脉而又別立肝氣一目以欲與小腸氣膀胱氣腎氣相同益足以見其迷昧矣。

證治準繩云或問疝病古方有以爲小腸氣者有以爲膀胱氣者唯子和丹溪專主肝經而言其説不同何以辨之曰小腸氣小腸之病膀胱氣膀胱之病疝氣肝經之病三者自是不二昔人以小腸膀胱氣爲疝者誤也小腸氣俗謂之横弦豎弦遶臍走注少腹攻刺而膀胱氣則在毛際之上小腹之分作痛與疝之有形如瓜有聲如蛙或上於腹或下於囊者不同也但小腸膀胱因經絡並於厥陰之經所以受病連及於肝則亦下控引睾丸爲痛然止是二經之病不可以爲疝也又曰任脉是疝病之本源各經是疝病之支流又曰若諸經受

邪不與任脉相干則不名為疝矣又曰戴人既曰用內經靈樞明堂之論要竆疝病之源而不及於任脉生病之源何也其餘亦皆此類殆厭讀矣

其文冗長不暇悉錄詳見證治準繩

張介賓之論疝證而駁張朱戴則較可但未免醫家之言故不可盡取耳

景岳全書云疝氣病者凡小腹睪丸為腫為痛止作無時者皆是也但疝證不一又云至若衝疝瘕之屬亦皆男婦之所同病者然唯睪丸之病獨在男子而他則均當詳察也又云今人但言男子之疝而全不知婦人之疝殊失之矣又云疝氣所屬本非一經如內經云云此素問言諸經之疝也又經筋等篇云云此靈樞言諸經之疝也自張子和云云此子和之意以疝為筋病而筋主於肝故謂疝必厥陰似亦有理而實則不然觀內經

諸論云云，然則小腹前陰之經，則厥陰、少陰、太陰、陽明、少陽、太陽，以至衝、任、督脉，皆有所涉。今考銅人經，治疝之法，則諸經皆有俞穴。若謂止屬厥陰，則諸皆可廢矣。即子和亦謂諸穴雖亦治疝，然終非受疝之地。此何說也。自後丹溪遂因子和之言，謂經有七疝，專主肝經，與腎經絕無相干。再至戴原禮，又因丹溪之說，云疝本屬厥陰之一經。余嘗見俗說小腸膀胱下部氣者，皆妄言也。嗚呼，此等議論，皆後學逞臆之見，果堪信乎？果足法乎？醫失真傳，類多如此，故非靈素銅人之言，余誠不敢取也。

王肯堂、李中梓並云：往往見人偏患於左丸者，則痛多腫少；偏於右丸者，則痛少腫多。此亦非必皆然也。

見證治準繩、醫宗必讀

按㿗即是疝之根也而兼瘀血爲疣之狀者也陰囊膨張或偏或雙大小不一。或大如茄如梨又大如蹴鞠如人頭至大有奇怪可驚者。

京東二條河濱有一丐者以大筋爲綽號（邦俗通呼陰囊爲筋即陰筋之省）陰囊腫脹大如二三歲兒屈脚覆卧箕踞沙地襤褸蓋覆誇言以乞米錢往來衆人擲錢求覩丐者乃披開示之覧者皆駭以爲怪物又浪華一丐者陰筋腫大可二人首許以布囊盛之苧繩括之挂其繩於項以行

不則甚重不能數步巡街呌化此其最大者聊記以廣
見聞○按外臺秘要所引集驗方古今錄驗並云陰腫
大如斗者是也
又小兒亦有是疾生來早有乃父母之遺患耳又婦人亦
有自中年及老年小腹下陰股上生若疣者小者如拳大
者如鞠時時怒張牽引臍腹疼痛恰如男子癩怒張與疝
發痛之狀又間見與夫急脚類足腨有紫赤色筋脉如浮
絡如糾纏隴起縱横者是人嘗有苦疝痛至如是而後宿

患遂愈

記得有一急步患疝為其貧忍小痛東西奔走日夜不懈遂至腨腸紫脉如網聯絡舊疾不發後成金夫於一條街貫家高枕事安逸腳腨紫絡漸去再苦疝疾小腹痛甚終至不起

俗間謂即是寸白蟲也那寸白蟲錯下足到皮裏膜外被迫窄緊些不能上下進退不得止而怒張帶血色也不然此乃瘀血之不凝結乎陰囊而到乎足而不動者也

又有一種俗呼脂脚者其證初發不覺何因而然或一脚
或兩脚脛腫大不痛不痒行步不妨雖不治療終身無害
間有腿種者此亦瘀血惡汁之凝結脚部者而與陰癩同
類不治之疾也王肎堂與脚氣同看非也
證治準繩云脚氣兩脚腫滿是爲壅疾南方多見兩足
麄大與疾偕老者初起當以重劑宣通壅滯或砭惡血
而去其重勢後以藥治
凡已成癩者勿強攻治治亦無益不治亦無甚害如痛甚

用止痛藥。痛止則停藥。勿復根治。又有陰囊痛大腫赤遂潰出膿者。此是囊癰。而非癩。醫書以是證併入陰癩中者亦非也。

三因方云。夫陰癩屬肝。係宗筋胃陽明養之。世多不識謂之外腎。非特名義差錯。亦使內臟不分。其可不辨。古方雖出四證。但曰腸癩氣癩水癩卵脹。殊不別其所因如腸癩。則因房室過度。元臟虛冷。腸邊膂系不收。墜入癩中。上下無定。謂之腸癩。屬不內外因。病者久畜憂思恐怒兼并隨臟氣下墜陰癩腫脹急痛名曰氣癩屬内所因病者久坐冷濕濕氣下襲致陰腫脹名曰水癩屬外所因病者勞役無節及跨馬坐車致卵核腫脹或偏有大小上下無常名曰卵脹亦屬不内外因有小兒生來便如此者乃宿疾也卵脹腸癩皆難治氣癩水癩治之易愈又寒疝下注入于癩中名爲狐疝亦屬癩病世人因此並以癩病爲疝氣不審之甚婦人陰門挺出亦稱癩病名義不分有如此者陳言指陰囊直稱癩者誤也又云凡癩

病唯腸癩無関貴賤多有之有睡臥背系延入腸下者有墜入囊中者或遇疲勞及天色變動迺上囊根腫急作痛過於寒疝得暖則下其如卵脹有作熱生膿為癰潰爛者比比有之此乃向所謂囊癰而非疝也非特陳言有是說諸醫流皆然不足深責也

按靈樞云腰脊者身之大關節也肢脛者人之管以趨翔也莖垂者身中之機陰精之候津液之道也故飲食不節喜怒不時津液内溢乃下留於睪血道不通日大不休俛仰不便趨翔不能此病榮然有水不上不下鈹石所取形

不可匿常不得蔽（刺節眞邪篇）此說陰囊所以大之由也蓋爲不得其說強以津液內溜爲解非也

附字辨疝說文云腹痛也字彙云陰病正字通云腎病又字彙正字通康熙字典並引釋名心痛曰疝疝詵也氣詵詵然上入而痛也俱不盡疝疾狀蓋疝以疼痛壅塞控引攣急爲其首候又上衝心胷下走腿膝出於表入於裏縱横無方變化無窮固不一義而足矣故諸韻書說皆不得盡世俗以氣積如山爲解者亦幾乎陋又醫家者流通以

仙韻呼之甚非也百年來慣誦弊習殆至難改正讀本韻
反誤聽聞可勝嘆哉癩與癀同謂隂囊腫大為癩按素問
靈樞癩癀通書無別故字彙癩下云同癀癀下云徒回切
音頹隂病但稱隂病未盡癩狀正字通反以字彙為非者
誤也又作瘃癏㿗正字通又為㿗與癏癩同也未知是否
又按說文痳疝痛亦非劉熙釋名云隂腫曰隤氣下隤也
又曰疝亦言詵也詵詵引小腹急痛也據此則隤亦與癀
通但醫書未見用隤字

錄補曾記有保井宗春者年已七十矣自壯患疝久爲濈疾方其平常無事之日有人推背則忽自腹裏發大噫可驚再推再噫三推三噫連續推之亦無不連續噫不唯背已或肩或腰或脇或脊亦莫不皆然又肘臑腿膝時偶輕打則亦間有發大噫若噫則其人大呼快哉豁然此由腹裏常有空氣隨推打乃發爲噫耶抑由疝氣爲推打所動俄然生空氣乃以發噫耶推打與噫同時齊出間不容髮奇哉可怪此亦疝之異證也故書以示諸子弟

一本堂行餘醫言卷之三畢